U0308024

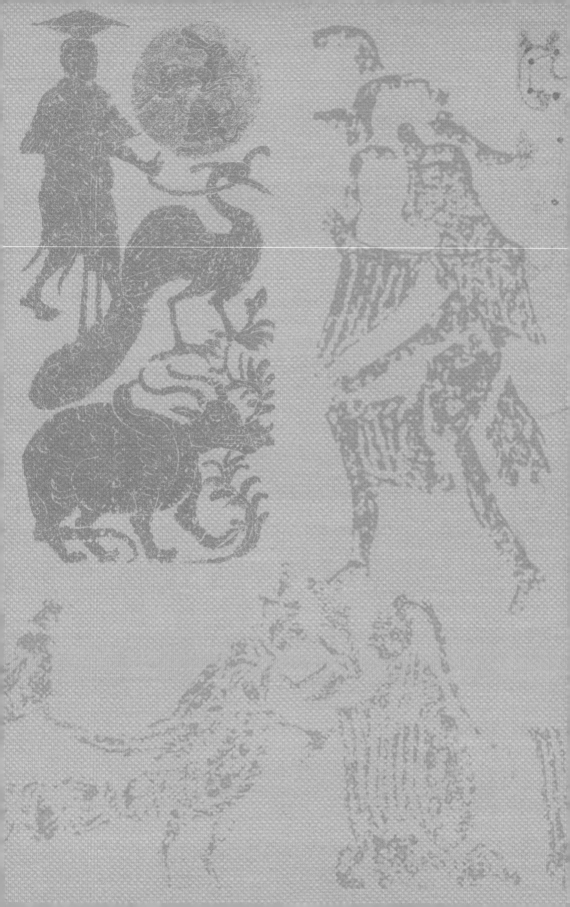

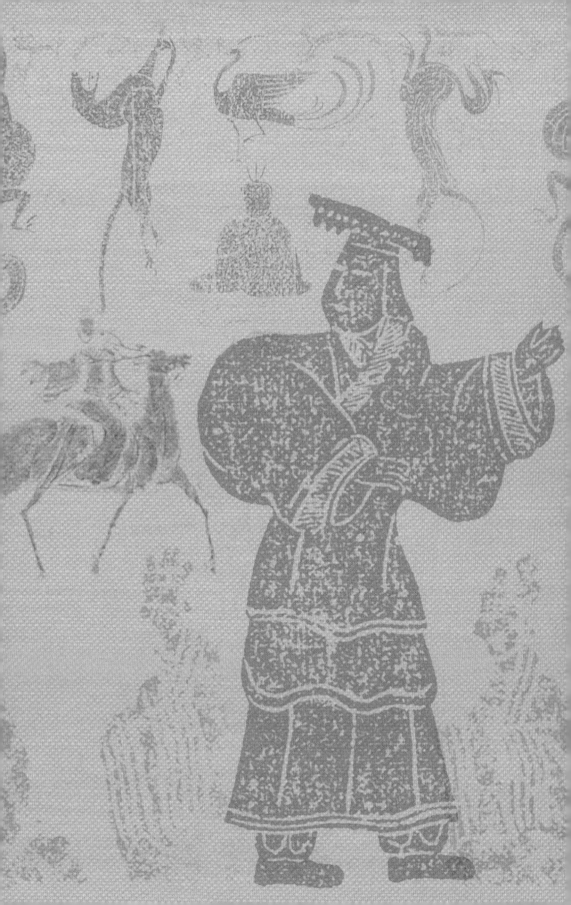

中国古医籍整理丛书

银海精微补

清·赵双璧　著

章红梅　和中浚　校注

中国中医药出版社

·北　京·

图书在版编目（CIP）数据

银海精微补/（清）赵双璧著；章红梅，和中浚校注.
—北京：中国中医药出版社，2015.1（2024.8 重印）
（中国古医籍整理丛书）
ISBN 978 - 7 - 5132 - 2122 - 1

Ⅰ. ①银…　Ⅱ. ①赵…②章…③和…　Ⅲ. ①中医五官科学 -
古籍 - 中国 - 清代　Ⅳ. ①R276. 7

中国版本图书馆 CIP 数据核字（2014）第 271558 号

中 国 中 医 药 出 版 社 出 版
北京经济技术开发区科创十三街31号院二区8号楼
邮政编码　100176
传真　010 64405721
北京盛通印刷股份有限公司印刷
各地新华书店经销

*

开本 710 × 1000　1/16　印张 9　字数 59 千字
2015 年 1 月第 1 版　2024 年 8 月第 3 次印刷
书　号　ISBN 978 - 7 - 5132 - 2122 - 1

*

定价　27. 00 元
网址　www. cptcm. com

国家中医药管理局
中医药古籍保护与利用能力建设项目
组织工作委员会

主 任 委 员 王国强

副 主 任 委 员 王志勇　李大宁

执行主任委员 曹洪欣　苏钢强　王国辰　欧阳兵

执行副主任委员 李　昱　武　东　李秀明　张成博

委　　　　员

各省市项目组分管领导和主要专家

　　（山东省）武继彪　欧阳兵　张成博　贾青顺

　　（江苏省）吴勉华　周仲瑛　段金廒　胡　烈

　　（上海市）张怀琼　季　光　严世芸　段逸山

　　（福建省）阮诗玮　陈立典　李灿东　纪立金

　　（浙江省）徐伟伟　范永升　柴可群　盛增秀

　　（陕西省）黄立勋　呼　燕　魏少阳　苏荣彪

　　（河南省）夏祖昌　刘文第　韩新峰　许敬生

　　（辽宁省）杨关林　康廷国　石　岩　李德新

　　（四川省）杨殿兴　梁繁荣　余曙光　张　毅

各项目组负责人

　　王振国（山东省）　　王旭东（江苏省）　　张如青（上海市）

　　李灿东（福建省）　　陈勇毅（浙江省）　　焦振廉（陕西省）

　　蔡永敏（河南省）　　鞠宝兆（辽宁省）　　和中浚（四川省）

项目专家组

顾　问	马继兴	张灿玾	李经纬		
组　长	余瀛鳌				
成　员	李致忠	钱超尘	段逸山	严世芸	鲁兆麟
	郑金生	林端宜	欧阳兵	高文柱	柳长华
	王振国	王旭东	崔　蒙	严季澜	黄龙祥
	陈勇毅	张志清			

项目办公室（组织工作委员会办公室）

主　任	王振国	王思成			
副主任	王振宇	刘群峰	陈榕虎	杨振宁	朱毓梅
	刘更生	华中健			
成　员	陈丽娜	邱　岳	王　庆	王　鹏	王春燕
	郭瑞华	宋咏梅	周　扬	范　磊	张永泰
	罗海鹰	王　爽	王　捷	贺晓路	熊智波
秘　书	张丰聪				

前　言

　　中医药古籍是传承中华优秀文化的重要载体，也是中医学传承数千年的知识宝库，凝聚着中华民族特有的精神价值、思维方法、生命理论和医疗经验，不仅对于传承中医学术具有重要的历史价值，更是现代中医药科技创新和学术进步的源头和根基。保护和利用好中医药古籍，是弘扬中国优秀传统文化、传承中医学术的必由之路，事关中医药事业发展全局。

　　1949 年以来，在政府的大力支持和推动下，开展了系统的中医药古籍整理研究。1958 年，国务院科学规划委员会古籍整理出版规划小组在北京成立，负责指导全国的古籍整理出版工作。1982 年，国务院古籍整理出版规划小组召开全国古籍整理出版规划会议，制定了《古籍整理出版规划（1982—1990）》，卫生部先后下达了两批 200 余种中医古籍整理任务，掀起了中医古籍整理研究的新高潮，对中医文化与学术的弘扬、传承和发展，发挥了极其重要的作用，产生了不可估量的深远影响。

　　2007 年《国务院办公厅关于进一步加强古籍保护工作的意见》明确提出进一步加强古籍整理、出版和研究利用，以及

"保护为主、抢救第一、合理利用、加强管理"的方针。2009年《国务院关于扶持和促进中医药事业发展的若干意见》指出，要"开展中医药古籍普查登记，建立综合信息数据库和珍贵古籍名录，加强整理、出版、研究和利用"。《中医药创新发展规划纲要（2006—2020）》强调继承与创新并重，推动中医药传承与创新发展。

2003～2010年，国家财政多次立项支持中国中医科学院开展针对性中医药古籍抢救保护工作，在中国中医科学院图书馆设立全国唯一的行业古籍保护中心，影印抢救濒危珍本、孤本中医古籍1640余种；整理发布《中国中医古籍总目》；遴选351种孤本收入《中医古籍孤本大全》影印出版；开展了海外中医古籍目录调研和孤本回归工作，收集了11个国家和2个地区137个图书馆的240余种书目，基本摸清流失海外的中医古籍现状，确定国内失传的中医药古籍共有220种，复制出版海外所藏中医药古籍133种。2010年，国家财政部、国家中医药管理局设立"中医药古籍保护与利用能力建设项目"，资助整理400余种中医药古籍，并着眼于加强中医药古籍保护和研究机构建设，培养中医古籍整理研究的后备人才，全面提高中医药古籍保护与利用能力。

在此，国家中医药管理局成立了中医药古籍保护和利用专家组和项目办公室，专家组负责项目指导、咨询、质量把关，项目办公室负责实施过程的统筹协调。专家组成员对古籍整理研究具有丰富的经验，有的专家从事古籍整理研究长达70余年，深知中医药古籍整理研究的重要性、艰巨性与复杂性，履行职责认真务实。专家组从书目确定、版本选择、点校、注释等各方面，为项目实施提供了强有力的专业指导。老一辈专家的学术水平和智慧，是项目成功的重要保证。项目承担单位山东中医药大学、南京中医药大学、上海中医药大学、福建中医药大学、浙江省中医药研究院、陕西省中医药研究院、河南省中医药研究院、辽宁中医药大学、成都中医药大学及所在省市中医药管理部门精心组织，充分发挥区域间互补协作的优势，并得到承担项目出版工作的中国中医药出版社大力配合，全面推进中医药古籍保护与利用网络体系的构建和人才队伍建设，使一批有志于中医学术传承与古籍整理工作的人才凝聚在一起，研究队伍日益壮大，研究水平不断提高。

本着"抢救、保护、发掘、利用"的理念，该项目重点选择近60年未曾出版的重要古医籍，综合考虑所选古籍的保护价值、学术价值和实用价值。400余种中医药古籍涵盖了医经、基础理论、诊法、伤寒金匮、温病、本草、方书、内科、外科、女科、儿科、伤科、眼科、咽喉口齿、针灸推拿、养生、医案医话医论、医史、临证综合等门类，跨越唐、宋、金元、明以迄清末。全部古籍均按照项目办公室组织完成的行业标准《中医古籍整理规范》及《中医药古籍整理细则》进行整理校注，绝大多数中医药古籍是第一次校注出版，一批孤本、稿本、抄本更是首次整理面世。对一些重要学术问题的研究成果，则集中收录于各书的"校注说明"或"校注后记"中。

"既出书又出人"是本项目追求的目标。近年来，中医药古籍整理工作形势严峻，老一辈逐渐退出，新一代普遍存在整理研究古籍的经验不足、专业思想不坚定等问题，使中医古籍整理面临人才流失严重、青黄不接的局面。通过本项目实施，搭建平台，完善机制，培养队伍，提升能力，经过近5年的建设，锻炼了一批优秀人才，老中青三代齐聚一堂，有效地稳定了研究队伍，为中医药古籍整理工作的开展和中医文化与学术的传承提供必备的知识和人才储备。

本项目的实施与《中国古医籍整理丛书》的出版，对于加强中医药古籍文献研究队伍建设、建立古籍研究平台，提高古籍整理水平均具有积极的推动作用，对弘扬我国优秀传统文化，推进中医药继承创新，进一步发挥中医药服务民众的养生保健与防病治病作用将产生深远影响。

第九届、第十届全国人大常委会副委员长许嘉璐先生，国家卫生计生委副主任、国家中医药管理局局长、中华中医药学会会长王国强先生，我国著名医史文献专家、中国中医科学院马继兴先生在百忙之中为丛书作序，我们深表敬意和感谢。

由于参与校注整理工作的人员较多，水平不一，诸多方面尚未臻完善，希望专家、读者不吝赐教。

国家中医药管理局中医药古籍保护与利用能力建设项目办公室
二〇一四年十二月

许 序

　　"中医"之名立，迄今不逾百年，所以冠以"中"字者，以别于"洋"与"西"也。慎思之，明辨之，斯名之出，无奈耳，或亦时人不甘泯没而特标其犹在之举也。

　　前此，祖传医术（今世方称为"学"）绵延数千载，救民无数；华夏屡遭时疫，皆仰之以度困厄。中华民族之未如印第安遭染殖民者所携疾病而族灭者，中医之功也。

　　医兴则国兴，国强则医强。百年运衰，岂但国土肢解，五千年文明亦不得全，非遭泯灭，即蒙冤扭曲。西方医学以其捷便速效，始则为传教之利器，继则以"科学"之冕畅行于中华。中医虽为内外所夹击，斥之为蒙昧，为伪医，然四亿同胞衣食不保，得获西医之益者甚寡，中医犹为人民之所赖。虽然，中国医学日益陵替，乃不可免，势使之然也。呜呼！覆巢之下安有完卵？

　　嗣后，国家新生，中医旋即得以重振，与西医并举，探寻结合之路。今也，中华诸多文化，自民俗、礼仪、工艺、戏曲、历史、文学，以至伦理、信仰，皆渐复起，中国医学之兴乃属必然。

迄今中医犹为国家医疗系统之辅，城市尤甚。何哉？盖一则西医赖声、光、电技术而于20世纪发展极速，中医则难见其进。二则国人惊羡西医之"立竿见影"，遂以为其事事胜于中医。然西医已自觉将入绝境：其若干医法正负效应相若，甚或负远逾于正；研究医理者，渐知人乃一整体，心、身非如中世纪所认定为二对立物，且人体亦非宇宙之中心，仅为其一小单位，与宇宙万象万物息息相关。认识至此，其已向中国医学之理念"靠拢"矣，虽彼未必知中国医学何如也。唯其不知中国医理何如，纯由其实践而有所悟，益以证中国之认识人体不为伪，亦不为玄虚。然国人知此趋向者，几人？

国医欲再现宋明清高峰，成国中主流医学，则一须继承，一须创新。继承则必深研原典，激清汰浊，复吸纳西医及我藏、蒙、维、回、苗、彝诸民族医术之精华；创新之道，在于今之科技，既用其器，亦参照其道，反思己之医理，审问之，笃行之，深化之，普及之，于普及中认知人体及环境古今之异，以建成当代国医理论。欲达于斯境，或需百年欤？予恐西医既已醒悟，若加力吸收中医精粹，促中医西医深度结合，形成21世纪之新医学，届时"制高点"将在何方？国人于此转折之机，能不忧虑而奋力乎？

予所谓深研之原典，非指一二习见之书、千古权威之作；就医界整体言之，所传所承自应为医籍之全部。盖后世名医所著，乃其秉诸前人所述，总结终生行医用药经验所得，自当已成今世、后世之要籍。

盛世修典，信然。盖典籍得修，方可言传言承。虽前此50余载已启医籍整理、出版之役，惜旋即中辍。阅20载再兴整理、出版之潮，世所罕见之要籍千余部陆续问世，洋洋大观。

今复有"中医药古籍保护与利用能力建设"之工程，集九省市专家，历经五载，董理出版自唐迄清医籍，都 400 余种，凡中医之基础医理、伤寒、温病及各科诊治、医案医话、推拿本草，俱涵盖之。

噫！璐既知此，能不胜其悦乎？汇集刻印医籍，自古有之，然孰与今世之盛且精也！自今而后，中国医家及患者，得览斯典，当于前人益敬而畏之矣。中华民族之屡经灾难而益蕃，乃至未来之永续，端赖之也，自今以往岂可不后出转精乎？典籍既蜂出矣，余则有望于来者。

谨序。

第九届、十届全国人大常委会副委员长

许嘉璐

二〇一四年冬

王 序

中医学是中华民族在长期生产生活实践中，在与疾病作斗争中逐步形成并不断丰富发展的医学科学，是中国古代科学的瑰宝，为中华民族的繁衍昌盛作出了巨大贡献，对世界文明进步产生了积极影响。时至今日，中医学作为我国医学的特色和重要医药卫生资源，与西医学相互补充、相互促进、协调发展，共同担负着维护和促进人民健康的任务，已成为我国医药卫生事业的重要特征和显著优势。

中医药古籍在存世的中华古籍中占有相当重要的比重，不仅是中医学术传承数千年最为重要的知识载体，也是中医为中华民族繁衍昌盛发挥重要作用的历史见证。中医药典籍不仅承载着中医的学术经验，而且蕴含着中华民族优秀的思想文化，凝聚着中华民族的聪明智慧，是祖先留给我们的宝贵物质财富和精神财富。加强对中医药古籍的保护与利用，既是中医学发展的需要，也是传承中华文化的迫切要求，更是历史赋予我们的责任。

2010年，国家中医药管理局启动了中医药古籍保护与利用能力建设项目。这既是传承中医药的重要工程，也是弘扬优秀民族文化的重要举措，不仅能够全面推进中医药的有效继承和创新发展，为维护人民健康做出贡献，也能够彰显中华民族的璀璨文化，为实现中华民族伟大复兴的中国梦作出贡献。

　　相信这项工作一定能造福当今，嘉惠后世，福泽绵长。

国家卫生与计划生育委员会副主任

国家中医药管理局局长

中华中医药学会会长

王国施

二〇一四年十二月

马 序

新中国成立以来，党和国家高度重视中医药事业发展，重视古籍的保护、整理和研究工作。自1958年始，国务院先后成立了三届古籍整理出版规划小组，分别由齐燕铭、李一氓、匡亚明担任组长，主持制订了《整理和出版古籍十年规划（1962—1972）》《古籍整理出版规划（1982—1990）》《中国古籍整理出版十年规划和"八五"计划（1991—2000）》等，而第三次规划中医药古籍整理即纳入其中。1982年9月，卫生部下发《1982—1990年中医古籍整理出版规划》，1983年1月，中医古籍整理出版办公室正式成立，保证了中医古籍整理出版规划的实施。2002年2月，《国家古籍整理出版"十五"（2001—2005）重点规划》经新闻出版署和全国古籍整理出版规划领导小组批准，颁布实施。其后，又陆续制定了国家古籍整理出版"十一五"和"十二五"重点规划。国家财政多次立项支持中国中医科学院开展针对性中医药古籍抢救保护工作，文化部在中国中医科学院图书馆专门设立全国唯一的行业古籍保护中心，国家先后投入中医药古籍保护专项经费超过3000万元，影印抢救濒危珍、善、孤本中医古籍 1640 余种，开展了海外中医古籍目录调研和孤本回归工作。2010 年，国家财政部、国家中医药管理局安排国家公共卫生专项资金，设立了"中医药古籍保护与利用能力建设项目"，这是继 1982～1986 年第一批、第二批重要中医药古籍整理之后的又一次大规模古籍整理工程，重点整理新中国成立后未曾出版的重要古籍，目标是形成并普及规范的通行本、传世本。

为保证项目的顺利实施，项目组特别成立了专家组，承担咨询和技术指导，以及古籍出版之前的审定工作。专家组中的许多成员虽逾古稀之年，但老骥伏枥，孜孜不倦，不仅对项目进行宏观指导和质量把关，更重要的是通过古籍整理，以老带新，言传身教，培养一批中医药古籍整理研究的后备人才，促进了中医药古籍保护和研究机构建设，全面提升了我国中医药古籍保护与利用能力。

作为项目组顾问之一，我深感中医药古籍保护、抢救与整理工作的重要性和紧迫性，也深知传承中医药古籍整理经验任重而道远。令人欣慰的是，在项目实施过程中，我看到了老中青三代的紧密衔接，看到了大家的坚持和努力，看到了年轻一代的成长。相信中医药古籍整理工作的将来会越来越好，中医药学的发展会越来越好。

欣喜之余，以是为序。

中国中医科学院研究员

马继兴

二〇一四年十二月

校注说明

赵双璧，字公瑶，清初医家，景陵（今湖北天门县）人，生卒具体时间无考。赵氏文武兼备，不仅在武举考试中获"赐同武进士出身"，授任安东卫"守备"兼掌印；而且勤求古训，精究医术。博览群籍过程中，赵氏对眼目一科尤为留心，认为"书必补而后精义始备也"，故"辑诸家所传，提宗阐幽，旁整正按"，撰成眼科专著《银海精微补》。

《银海精微补》共四卷，上、下两函。卷一论述眼科理论，如"亡血过多说""目昧不明说""立方开方说""目刺血说"及"钩割针烙说"等诸论。卷二论述脏腑用药，注重眼科诸药的功效与用法，内障之病亦在此卷。卷三除阐述外障之外，还摘录《眼科龙木论》眼科 72 问（实际上仅载 54 问）及眼症歌诀 23 首，其中个别内容或字句稍有出入，或将原书数方省为一方。卷四为简易便民方论，治目第一方，列单验方一百余种及多首针灸方。书前有序，书末有跋。

《银海精微补》现存版本为清康熙时期奉天府安东卫刻本，为国内现存孤本，馆藏于中国中医科学院图书馆。2005年，中医古籍出版社将此书纳入《中医古籍珍本大全》中加以影印出版，当属同一版本。由于年代久远，加之水汁浸蚀，存在少数文字泐蚀或漫漶现象，但版本品相总体完好，作为校勘的底本。另以《证治准绳》明万历三十年（1602）刻本、《原机启微》薛己校补本、《眼科龙木论》清黎照书屋本等为参校本。

校注中遵循以下原则：

1. 底本原无目录，据正文提取目录，置于正文之前，以便检阅。

2. 原书繁体字改为简化字，采用现代标点符号，对原书进行标点。

3. 原书中误文，有本校或他校资料可据者，据本校或他校资料改，无本校或他校资料可据者，据文义改。

4. 原书中模糊不清难以辨认者，以虚阙号"□"按字数一一补入，有本校或他校资料可据者，据本校或他校资料补，无本校或他校资料可据者，据文义补。

5. 原书中倒错，有本校或他校资料可据者，据本校或他校资料乙正，无本校或他校资料可据者，据文义乙正。

6. 原书字词无误而本校或他校资料义胜或有参考意义者，酌情出校。

7. 原书中文字有疑义，无本校或他校资料可据，难定是非者，出校存疑。

8. 底本中的通假字，如属生僻者则出注，格式为"某，通某"。凡底本俗体字常见者，径改为正体，不出校，如："鎌"改作"镰"、"効"改作"效"、"芘"改作"芘"、"臉"改作"睑"之类。异体字生僻者，出校予以注明，以资识别；凡底本中异体字常见者，径改为正体，不出校，如"觔"改作"斤"、"覩"改作"睹"、"罆"改作"罐"。古字生僻者，出注解释；常见者径改作今字，如"柤"改作"渣"、"菉"改作"绿"。原书中"己""已""巳"不分，"曰""日"不分，"灸""炙"不分，据文意径改。

9. 原书中音形相近的药物异名，予以径改，如"曼荆子""麦牙""兔丝子"统一改为"蔓荆子""麦芽""菟丝子"。

10. 原书中字词疑难或生疏者，予以简注。

11. 为行文方便，注文书名常用者使用其简称，如《黄帝针灸甲乙经》简称《甲乙经》、《秘传眼科龙木论》简称《龙木论》、《素问病机气宜保命集》简称《保命集》、《素问玄机原病式》简称《原病式》、《眼科龙木集》简称《龙木集》、《备急千金要方》简称《千金要方》、《太平惠民和剂局方》简称《和剂局方》。

12. 底本卷一正文之前有"齐日照李簧宗周订，楚景陵赵双璧公瑶著，燕清苑王麟胤君祥定，东武王咸照阎思、丘元复汉标、刘桢石斋，琅琊宋稷学禹友、苏兰孙笔山，安东卫胡植纲常修、赵自修琢侯，三韩赵鸣珂公佩、金奇玉琢庵仝校"；卷二正文之前有"齐茌平王曰高北山、日照李簧宗周较，浙海盐张惟赤螺浮采，盛京顾八代文起订，楚景陵赵双璧公瑶著，东武王忱若谷、丁慎行颙若、刘祯石斋、丘元复汉标、李澄中渭清、赵清壶石，安东卫苏兰孙笔山、赵自修琢侯汇集"；卷三正文之前有"齐茌平王曰高北山、日照李簧宗周较，浙海盐张惟赤螺浮采，盛京顾八代文起订，楚景陵赵双璧公瑶著，钱塘高待聘千秋、顾玠朗如共辑。山阴谢锡衮君章、燕清苑王麟胤君祥、江右支其志卓然、安东卫胡植纲常修、苏兰孙笔山、东武赵自修琢侯、李澄中渭清删定"；卷四正文之前有"齐茌王曰高北山、日照李簧宗周较，浙海盐张惟赤螺浮采，盛京顾八代文起订，楚景陵赵双璧公瑶著，钱塘高待聘千秋、顾玠朗如共辑，山阴谢锡衮君章，燕清苑王麟胤君祥，江右支其志卓然，安东卫胡植纲常修，苏兰孙笔山，赵自修琢侯，东武李澄中渭清删定"，今一并删去。

13. 原书中"右"作方位词"上"义者，统一改为"上"。

序①

　　岂尚有未足者，而待补于今日乎？公之意，诚恐夫世代辽远，《精微》一书雨歇烟沉②，而又人私其学，家擅其说，甚至以讹传讹，害非浅尟③。爰辑诸家所传，提宗阐幽，旁整正按。不必为《精微》之注脚，皆可补《精微》之□□。书博而不繁，详而有要，转侧澄□，□□历历。谓眼科之精微，诚精微也。谓□民之奇珍，诚奇珍也。谓天壤之间所未见□灵文秘录，诚灵文秘录也。假如□公□□□史馆，优游翰墨之林，其为补者多□□。《大学衍义》一书，琼山④之后，不妨更有景陵也。当秦之世，丰沛之兵未起，神人异授，以成子房⑤之功。今四海晏清，神人异授，以成景陵之术。公才品俪子房，能使瞽目者共睹太平之象。兵刑钱谷，雅□□壶⑥之日，复举是书而付诸梓，以公于天下后世。余尝目睹者三：一为沂州大姓，二为日照平民，俱双瞽或三十年，或三四年、六七年不等，皆令顷刻复明。针法之妙，诚不可思议。是书也，余深为天下后世庆

---

　　① 序：原缺，据序文补。

　　② 雨歇烟沉：本指雨停烟散，此用为消失、散佚之义。

　　③ 尟（xiǎn 显）：少。汉焦赣《易林·恒之贲》："利得尟少，留连为忧。"

　　④ 琼山：指明代学者丘浚。丘浚，琼山人，后世便以琼山尊称之。

　　⑤ 子房：西汉张良，字子房。

　　⑥ 雅□□壶：应是"雅歌投壶"。本谓吟雅诗及作投壶游戏，后指武将之儒雅行为。

也。然则理无穷，仁人之心□无穷，而雄才大业又何有穷□□□。

上康熙十二年岁次癸丑秋日

名山县知县降补安东卫经历清苑王麟胤□□书

目 录

卷之一

论

唐孙真人曰：眼有七十二般，及问其名数，难言一半。今则谨按诸家眼论，夙夜搜求，敬推眼疾之名，果有七十二种。据其疾状，患者颇多。论录为歌，以贻后代。又自古诸家治目之法，各有条章，病状一一不同，皆书所不尽载。或有画作图形，或有诗歌药性，总为救人苦心。恐文义太深，令人难记，缀为歌颂名号□□□。庶使口念其言，眼看疾状，认识既不差错，治疗又有所凭。用以救人，庶可百治百效。近见庸医之辈，学不从师，自出己意，乱行针药，或虚则反泻、实则反补，或翳嫩便针、轻割乱灸，不择晴明天气，不择吉日，触犯人神。或进针大①深，损其荣卫，因兹疼痛，便致损伤。针刀伤触五轮，汤药乖于脏腑，亦由病家无鉴，任信庸医，遂使可瘳之眸，永沉昏暗之证。凡为人父兄子弟，必当细看眼科歌诀，庶不见误于无知庸医也。

又曰：眼者，五脏之精明，一身之至宝，如天之有日月，其可不保护哉？然骨之精为瞳子，属肾；筋之精为黑眼，属肝；血之精为络果②，属心；气之精为白眼，属肺；肉之精为约束，属脾。筋骨血气之精与脉并为之系，系上属于脑，后出于项中。故六淫外伤，五脏内郁，饮食房劳，远视悲泣，抄写雕镂，刺

---

① 大：同"太"。表程度深。
② 络果：原作"英华"，据《千金要方·目病》改。

绣博弈，不避烟尘，刺血发汗，皆能病目。故方内有五轮、八廓、内外障等，各各不同，尤当分其所因及脏腑阴阳。如决其面者为兑眦，属少阳；近鼻上为①外眦，属太阳；下为内眦，属阳明。赤脉从上下者，太阳病。从下上者，阳明病。从外走内者，少阳病。此三阳病，不可不察也。睛色赤，病在心。色白，病在肺。色青，病在肝。色黑，病在肾。色黄，病在脾。色不可名者，病在胃中。此五脏三阳病，更不可不察也。亦有喜怒不节，忧思兼并，致脏气不平，郁而生涎，随气上冲干脑，浸淫眼系，荫注于目，轻则昏涩，重则障翳，眵泪努②肉，白膜遮睛，皆③内所因。或数冒风寒，不避暑湿，邪中于项，乘虚循系，以入于脑，故生外翳，所谓青风、绿风、紫风、黑风、赤风、白风、白翳、黄翳等，随八风中，变生诸证，乃外所因。或嗜欲不节，饮食无时，生食五辛，热啖炙煿，驰骋田猎，冒涉烟尘，劳动外睛，乃丧明之本，所谓恣一时之游侠为百岁之固愆者，此也。

王肯堂曰：目具阴阳五脏。经云：瞳子黑眼法于阴，白眼赤④脉法于阳，故阴阳合传⑤而睛⑥明，此则眼具阴阳也。且五脏六腑之精气，皆上注于目而为之精，精之窠为眼，骨之精为瞳子，筋之精为黑眼，血之精为络，其窠气之精为白眼，肌肉之精为约束，筋骨气血之精而与脉并为系，上属于脑，后出于

---

① 为：原作"于"，据文义改。

② 努：同"胬"，凸出；突起。下同。

③ 皆：原误作"昝"字，据文义改。

④ 赤：原脱，据《灵枢·大惑论》补。

⑤ 传：原误为"转"，据《灵枢·大惑论》改。传（tuán 团），通"抟"，聚结。

⑥ 睛：《灵枢·大惑论》作"精"，义胜。精，即精明，指视觉功能。

项中，此则眼具五脏六腑也。后世以内外眦属心，上下两睑属脾，白眼属肺，黑眼属肝，瞳子属肾，谓之五轮，取金木水火土五行之义也。至八廓取八卦相配之义，而八廓有名无位。看眼之法，取五行相生相克之理，斟酌调剂之可也。大约肿疼大便结者属火，肿而痒者属风，肿疼大便泻者上实下虚。太阳阳明，刺血少许，调养脾胃，仍补血和肝可也。盖肝和目能辨五色，目精爽而无昏花、疼肿、云翳等症矣。

　　□□先生曰：肝主目。经云：东方青色，入通于肝，开窍于目①，藏精于肝。又云：人卧血归于肝，肝受血而能视。肝气通于目，必肝和目②始能辨五色。治目之方，调和肝气为第一义。经云：心合脉，诸脉皆属于目。东垣又推之而及于脾。《针经九卷·大惑论》云③：心事烦冗，饮食失节，劳役过度，故脾胃虚弱。心火太盛，则百脉沸腾，血脉逆行，邪害孔窍矣。夫五脏六腑之精气，皆禀受于脾土而上贯于目。脾者诸阴之首也，目者血气之宗也，故④脾虚则五脏之精气皆失所司，不能归明于目矣。心者君火也，主人之神宜静而安，相火代行其令。相火者胞络也，主百脉皆荣于目。既劳役运动，势乃妄行，及因邪气所并而损其血脉，故诸病生焉。凡医者不理脾胃及养血安神，治标不治本，不明正理也。

　　阳主散，阳虚则眼楞急，而为倒睫⑤拳毛⑥也。阴主敛，阴

---

　　① 目：原脱，据《素问·金匮真言论》补。
　　② 目：原脱，据《灵枢·脉度》补。
　　③ 《针经九卷·大惑论》云：李东垣《兰室秘藏·诸脉者皆属于目论》无此八字，且下文亦非《大惑论》文。
　　④ 故：原文模糊，据《兰室秘藏·诸脉者皆属于目论》补。
　　⑤ 睫：原作"捷"，据文义及医理改。
　　⑥ 毛：原脱，据《证治准绳·目门》补。

虚不敛，则瞳子散大，而为目昏眼花。目眦外决于面者为锐眦，在内近鼻者为内眦。上为外眦，下为内眦。诊目①痛，赤脉从上下者，太阳②病；从下上者，阳明病；从外走内者，少阳病，宜和之也。

起凡先生曰：眼之为病，在腑则为表，当除风散热；在脏则为里，当养血安神。暴发者为表而易疗，久病者为里而难治。除风散热者泻青丸主之，养血安神者定志丸主之，妇人熟③干④地黄丸主之。或有肥体气盛，风热上行，目昏涩，槐子散主之。此由胸中浊气上行也，重则为痰厥，亦能损目。常使胸中气清，自无此病也。又有因目疾服凉药多则损气者，久之眼渐昏弱，乍明乍暗，不能视物，此则失血之验也，熟干地黄丸与定志丸相须而养之。或有视物不明见黑花者，此之谓肾气弱也，宜补肾水，驻景丸是也。或有暴失明者，谓眼居诸阳交之会也，而阴反闭之，此风邪内满，当有不测之病也。目赤肿痛，一谓目珠黑眼疼。盖目眦白眼疼属阳，故昼则疼甚，点苦寒药则效，经所谓白眼⑤赤脉法于阳故也。目珠黑眼疼属阴，故夜则疼，如点苦寒则反剧，经所谓瞳子黑眼法于阴故也。

亡血过多说

《六节藏象论》曰："肝受血而能视⑥。"《宣明五气论》

---

① 目：原误为"脉"，据《灵枢·论疾诊尺》改。

② 阳：原脱，据《灵枢·论疾诊尺》补。

③ 熟：原误作"热"，据《保命集·卷下·眼目论》和下文"熟干地黄丸与定志丸"改。

④ 干：原脱，据《保命集·卷下·眼目论》和下文"熟干地黄丸与定志丸"补。

⑤ 眼：原脱，据《灵枢·大惑论》补。

⑥ 肝受血而能视：出自《素问·五脏生成论》，而非《六节藏象论》。

曰："久视伤血。"《气厥论》曰："胆移热于脑，则辛①頞鼻渊，传为衄蔑瞑目。"《缪刺论》曰："冬刺经脉，血气皆脱②，令人目不明。"③ 由此推之，目之为血所养者明矣。手少阴心生血，血荣于目。足厥阴肝开窍于目，肝亦多血，故血亡目病。男子衄血、便血，妇人产后崩漏，亡之过多者，皆能病焉。其为病睛珠痛，珠痛不能视，羞明瘾涩，眼睫无力，眉骨太阳因为酸疼，当作芎归养血汤主之，当归养荣汤主之，除风益损汤主之，滋阴地黄丸主之。诸有热者，加黄芩。妇人有产漏者，加阿胶。脾胃不佳、恶心不进食者，加生姜，复其血，使有所养则愈。然要忌咸物，盖咸走血，血病毋多食咸是忌。

目昧不明说

河间曰：目昧不明，热也。然玄府者，无物不有，人之脏府、皮毛、骨肉、筋膜、骨髓、爪牙，至于世之万物皆有之，乃神气出入升降之道路门户也。人之眼目耳鼻舌身意神识能为用者，皆升降出入之通利也。有所闭塞者，不能为用也。若耳无所闻，目无所见，鼻不知臭，舌不知味，筋痿④骨痹，爪退齿腐，毛发堕落，皮肤不仁，肠不能渗泄者，悉由热气拂郁，玄府不⑤密，而致气液⑥血脉荣卫精神不能升降出入故也。各随郁结微甚，而有病之轻重也。故如热郁于目，则无所见也。故

---

① 辛：原误为"幸"，据《素问·气厥论》改。

② 脱：原误为"锐"，据《素问·缪刺论》改。

③ 冬刺经脉……目不明：出自《灵枢·四时刺逆从论》，而非《缪刺论》。

④ 痿：原误作"膜"，据《原病式·火类》改。

⑤ 不：《原病式·火类》作"闭"，义胜。

⑥ 液：原误作"溢"，据《原病式·火类》改。

目微昏者，致近则转难辨物，由目之玄府闭之小也。隔缣视物之象也，或视如蝇①翼者，玄府有所闭合者也；或目昏而见黑花者，由热气甚而发之于目。亢则害，承乃制。而反出其泣，气液昧之，以其至近，故虽微②亦见如黑花也。

赵公瑶曰：内障初起，淡绿色，日久白色，如珠圆玉润，忽大忽小。即高年之人，非用金针拨取翳障，必不能立刻须眉毕见。但此法必聪明练③者，始可任斯重任。

立方开方说

彭用光曰：方以易简为便，常以一药治一病。获效殊速者，盖性昧专精而不杂。若夫群队之药，非惟获效迟，且仓卒之际，虽富贵难于必备。况或有途次山居，偶患暴病，请医难至。孰若简易单品，易得之方药治之，则贵贱之为均便也。故曰：方，仿也，仿彼而准此也。有非确然不可移，屹然不可动摇者也。是以《素问》无方，《难经》亦无方。非无方也，为仿为方也，为仿为活法也。汉世始有方，为备于仿也。今人有秘方，有泥方。秘则有父子不相授受者，泥则执古而不知合变。殊不知人之受禀有不同，而病之标本亦各异，持此方治此病，吾见其拙于治也。故方为仿，可知前论。有曰某阴某阳之病，某气某血之病。有曰疗虚疗实之方，疗寒疗热之方。有曰此为君，此为臣，此为佐使。有曰斯为逆，斯为从，斯为反正之治。后之君子用之，如珠之走盘可矣。

① 蝇：原误作"绳"，据《原病式·火类》改。
② 微：《原病式·火类》作"视"，义胜。
③ 练：疑此下脱一"达"字。

目刺血说

子和曰：圣人虽言目得血而能视，然血亦有太过不及也。太过则目壅塞而发痛，不及则目耗散而失明。故年少之人多太过，年老之人多不及。但年少之人则无不及，年老之人其间犹有太过者，不可不察也。夫目之内眦，太阳经之所起，血多气少。目之锐眦，少阳经也，血少气多。目之上网①，太阳经也，亦血多气少。目之下网，阳明经也，血气俱多。然阳明经起于目两旁，交频之中，与太阳、少阳俱会于目。惟足厥阴肝②经，连于目系而已。故血太过者，太阳、阳明之实也；血不及者，厥阴之虚也。故出血者，宜太阳、阳明，盖此二经为血多故也。少阳一经，不宜出血，血少故也。刺太阳、阳明出血，则目愈明；刺少阳出血，则目愈昏。要知无使太过、不及，以养血脉而已③。

凡血之为物，太多则滥，太少则枯。人热则血行疾而多，寒则血行迟而少，此常理也。目者，肝之外候也。肝主目，在五行属木。虽木之为物，太茂则蔽密，太衰则枯瘁矣。夫目之五轮，乃五脏六腑之精华，宗脉之所聚。其白人④属肺金，肉轮属脾土，赤脉属心火，黑水神光属肾水，兼属肝木，此世俗皆知之矣。及有目疾，则不知病之理，岂知目不因火则不病。何以言之？白轮变赤，火乘肺也。肉轮赤肿，火乘脾也。黑水

---

① 网：原作"纲"，据《儒门事亲·目疾头风出血最急说》改。下文之"下网"，亦同。

② 肝：原脱，据《儒门事亲·目疾头风出血最急说》补。

③ 以养血脉而已：《儒门事亲·目疾头风出血最急说》作"以血养目"。

④ 白人：《儒门事亲·目疾头风出血最急说》作"气轮"。

神光被翳，火乘肝与肾也。赤脉贯目，火自甚也。能治火者，一句可了。故《内经》曰：热胜则肿。

凡目暴赤肿起，羞明瘾涩，泪出不止，暴寒目瞒，皆大热之所为也。治火之法，在药则咸寒，吐之下之。在针则神廷①、上星、囟会、前顶、百会。血之翳者可使立退，痛者可使立已，昧者可使立明，肿者可使立消。惟小儿不可刺囟会，为肉分浅薄，恐伤其骨。然小儿水在上，火在下，故目明。老人火在上，水不足，故目昏。《内经》曰：血实者宜决之。又经曰：虚者补之，实者泻之。如雀目不能夜视及内障，暴怒大忧之所致也。盖肝主目，血少，禁出血，止宜补肝养肾。至于暴赤肿痛，皆宜以铓针刺前五穴，出血而已。次调盐油，以涂发根。甚者虽至于再，至于三，可也。量其病势，以平为期。盖谓目疾出血，最急于初起热痛暴发，或久病者不宜，非三棱针宣泄不可。然年高之人，及久病虚损，并气郁者，宜从毫针补泻之则可。故于少阳一经，不宜出血。无使太过、不及，以养血脉而已，斯意可见。

夫目之有血，为养目之源。充和则发生长养之功全而目不病，亏滞则病生矣。犹物之有水，为生物之泽，时中则灌溉生之得宜而物秀，旱涝则物坏矣，皆一气使之然也。是故天之六气不和，则阴阳偏胜，旱涝承之，水之盈亏不一，物之秀槁不齐，雨旸失时而为物害也。譬之山崩水涌，滂沛妄行，不循河道而流，任其所之，不得已而疏塞决堤以泄其溢，使无沦溺昏

---

① 廷：通"庭"。《诗·唐风·山有枢》："子有廷内。"

垫①之患。人之六气不和，水火乖违，淫亢承之，血之旺衰不一，气之升降不齐，营卫失调而为人害也。盖由阴虚火盛，炎炽错乱，不遵经络而来，郁滞不能通畅，不得已而开涩导瘀以泻其余，使无涨②溃损珠之患，与战理同。其所有六，谓迎香、内脾、上星、耳际、左右太阳穴也。内脾，正队之冲锋也，其功虽迟，渐收而平顺。两太阳，击其左右翼也，其功次之。上星，穴绝其饷道也。内迎香，抵贼之巢穴也，成功虽速，乘险而征。耳际，击其游骑耳，道远功卑，智者不取。此实拯危之良术，挫敌之要机，与其闭门捕贼，不若开门逐之为良法也。盖病浅而邪不胜正者，固内治而邪自退矣。倘或六阳炎炽，不若开导通之。纵使其虚，虽有所伤，以药内治之功而补其所亏，庶免瘀滞至极而有溃烂枯凸之患。惜乎！开导之法利害存焉，有大功于目而人不知，有隐祸于目而人亦不知。其摧锋挫锐，临大敌而拯祸乱，此其功之大也；耗液伤膏，弱光华而乏滋生，此其祸之隐也。惟能识证之轻重，目之虚实而伐之，无过不及之弊，庶可为医之良者。

钩割针烙说

赵公瑶曰：钩者，钩起剪去努肉也。针非砭针，乃金针拨内障之针也，乃金银大扁簪之类。或剪去胬肉之后，以艾火熏热簪头烙剪割处，以绝后患。或烙烂眼弦，以除其湿。此四者

---

① 昏垫：陷溺。指困于水灾，亦指水患，灾害。《书·益稷》："洪水滔天，浩浩怀山襄陵，下民昏垫。"郑玄云："昏，没也；垫，陷也。禹言洪水之时，人有没陷之害。"

② 涨（zhàng 胀）：鼓胀，膨胀。《警世通言·金令史美婢酬秀童》："阎王闩是脑箍。上箍，眼睛内乌珠都涨出寸许。"

犹斩刈之刑，剪戮凶顽之法。要在审鞫①明，详夺定，然后加刑。先灭巨魁，次及从恶，则情真罪当，而良善无侵滥之忧，强暴无猖獗之患。尤在证候明，部分当，始可施治，轮廓始无误损。如钩先须识定何处皮肉、筋脉浮浅，而手力亦随病轻重行之。如针，先须识定内障证候可针，气血宁定，岁月久翳，结而不散者，方可与之针。针后宜屏息内视、上视。胖人多火，大小便不利者，三黄汤内加木通，一二服，火降翳化。瘦人多怯弱，饮食不强健者，四君子汤主之，六味地黄主之。妇人经不调，调其经血，不足者补其血，经调血足，目内障翳自去。病虚新产，孕妇有他疾者，皆不可针。咳嗽之人，强用针拨，必伤神光乌。凡欲剪除珠边胬肉红膜，必细看胬肉，厚如瓜子者，方可剪割。割时逼近大眦者，多溃烂下陷，犯人触人神在日者死。胬肉若沿及风轮之上，厚者虽可割，亦宜轻轻从旁浅浅批②起。若鸡冠蚬肉，鱼子石榴，赤脉虬筋③等证，未可轻割。沿及风轮浅薄，如粟米、瓜子皮薄之状，误割之，则珠破而目损。烙止能治风泪、疮烂、湿热久不愈者，轻则不须烙。用花椒皮、姜皮、枯矾、铜绿、食盐等味入滚水中，洗目自愈。若红障血分之病，割去者必须用烙定，否则不久复生。在气分之白者，不须用烙。凡针烙皆不可犯及乌珠，不惟珠破，亦且甚痛。虽有恶障厚者，钩割亦宜轻轻，渐渐批起外边，其内边障底，只点药缓伐，久自潜消。若剿割风毒、流毒、瘀血等证，当以活法审视，不可拘于一定。至若用金针针瞳仁发白者，非

---

① 鞫（jū拘）：查问，诊断。《汉书·车千秋传》："未闻九卿廷尉有所鞫也。"颜师古注："鞫，问也。"

② 批：通"披"。拨动，割断。

③ 筋：原作"筯"，据疾病名改。

寻常儿戏事也，必细看，果系乌珠之内瞳子之上有一点圆白色翳如珠圆玉润，忽大忽小，且知三光者，方许下针。若有白翳如珠圆玉润，不知三光者，非后有脑脂流结白，即系偶然撞伤乌珠，惊下脑脂。或为头风久苦，瞳子散而后收，以致生翳如珠。复或医人强针黑、绿等风，强下之翳。皆未可定。如是之类，皆不宜针。若妄加伎俩，不仁之甚者也。盖瞳子上有一点如珍珠，故曰瞳仁发白。世谬云瞳仁反背者，误矣。

针内障时，先要瞽者斋戒一七，拜告天地，忏悔前非，清心定坐一七之后，方可下针。针时令其安坐一二时辰，血气始定，气血始不妄行。欲针左则命视右，欲针右则命视左，看定鼻子一边及看定地下，切勿上视。有顷，方可下针。用针时，必先以针柄点针处一两次，其目果定，其心必以为进针不过如此，绝无疼痛。其心既定，其目自安。然后以针尖轻轻在白珠上离黑白不远处，对着瞳人①平平而下。然后进针亦必缓缓而进，针透时尤当缓缓而转，金针透过瞳人亦不可太过，尤不可不及，惟透过一线者，方为得法也。拨翳障之法，须从上拨下，或从下卷上。其翳若下，当以针头按于眼白之下，如是者数次，其翳方不再起。翳果不起，方可轻轻缓缓出针。若拨之既久犹然，翳下而复上者，此气虚之人，可速出针。服补中益气汤，再复②坠翳丸百日内外，自然翳去目明。若当时必要勉强拨下，必有不测奇患。但里外须要得诀，血水须要分明，上下须要得势，空实须要先知。不先知则犯筋，痛苦难忍。不得势，欲转针而不能。血水不分明，乌珠与瞳人必俱刺伤。里外不得诀，

----

① 瞳人：犹"瞳仁"，指瞳孔。唐李贺《杜家唐儿歌》："骨至身寒天庙器，一双瞳人剪秋水。"

② 复：疑为"服"字之误。

则两目俱受其伤。危乎微乎！明暗在呼吸之间，吉凶在顷刻之际，孰谓金针关系不大也哉！出针之时，宜缓而又缓。略急，睛内精津随针而出，出则变患不测。

既出针后，随以绵纸封固，包黑豆缚目珠之上，使之端坐仰视，眼珠自不动转，不动转则不呕吐。用芙蓉花叶、大黄末，调敷眼眶之上，瘀血必散，散则可免痛苦。是夜勿使之睡，睡则恐气升而欲吐，吐则翳翻。又宜半饥半饱，饱则必吐，饥又气逆，虚火上升，惟适其饥饱可也。针后忌多言、多怒、多欲，并不宜拜跪，喜仰视。仰视则翳下坠，跪拜则翳冲上目，不能速得光明。此龙木祖师救世活人苦心微诀，余不敢隐秘方术，不忍瞽人受长夜黑暗之苦，又恐人私其传，秘天地救世开瞽奇方，复恐人以讹传讹，故一一详言之，晰言之，故不遑计言之近于重叠雷同也。余识见未到、阅历未尽者良多，专有望于后之同志续貂①者。

---

① 续貂：增补。

卷之二

五　轮

赵公瑶曰：眼有五轮者，心肝脾肺肾，即金木水火土也。先儒叹世人务穷天地万物之理，而不知自己一身五脏六腑、毛发筋骨之所存，况医者乎？考《内经》、东垣、肯堂、叔和诸论，乃知心与胆相通。心病怔忡，宜温胆。胆病，必多战栗癫狂，宜补心。肝与大肠通，肝病宜通利大肠，大肠病宜平肝。脾与小肠通，脾病宜泻小肠，小肠病宜润脾土。肺与膀胱通，肺病宜清利膀胱水道，膀胱病宜清肺气。肾与三焦通，肾病宜调和三焦，三焦病宜补肾。肾水足，诸病不能侵。此脏腑相关合之妙。然心肝脾肺肾五者，各有其官也。鼻者肺之官，肺病必喘息鼻张。目者肝之官，目①病眦必红肿。唇者脾之官，脾病唇必黄。舌者心之官，心病舌必卷。耳者肾之官，肾病颜必黑，耳必焦且枯。有诸内必形诸外，信不诬也。医能察外形，洞鉴五脏内病者，始可与言医。盖五脏者，所以藏精神血气魂魄者。六腑者，所以化水谷而行津液者也。五脏藏精气而不泻，故满而不实。六腑传而不藏，故实而不满。所以然者，水谷入口则胃实而肠虚，食下则胃虚肠实。盖六腑为仓廪之本，故能化糟粕转五味。若五脏则通七窍，故肺和鼻始辨香臭；心和，舌始知五味；肝和，目始辨五色；脾和，口方知甘苦；肾和，耳乃能闻五音。五脏不和，则七窍不通，百病生焉，目病云乎

----

① 目：据医理及文义，当是"肝"字之误。

哉！医必明五行生克之理，知子母泄补之义，或用药饵，或施针灸，因时制宜，于斯道也，其庶几矣。

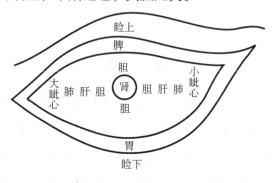

五轮图

　　眼白属肺气之精，为气轮。黑珠属肝筋之精，为风轮。眼皮属脾肉之精，为肉轮。两眦属心血之精，为血轮。乌珠内一点神光为瞳子，属肾骨之精，为水轮。瞳子周围圆圈，属胆。瞳子散大，多属惊恐忿怒，或被物击伤。紧细，多因耗散元气，精竭水干；或因多食参、附热药，以致水不胜火；或因夜梦遗精，精枯血少。瞳子散大，宜调和肝气，毋令惊恐、悲哀、忿怒。瞳子紧细椒小，宜养补肾气。毋令纵欲纵谈，耗尽元气。毋再食参、附、椒、姜，蒸烁肾水。总之，瞳子散大、椒小①，皆难治之症。犯此症者，非养气凝神，静坐忘言，百无一愈。瞳子周围圆圈属胆，胆喜清净。观察万物，全赖此一点神光。金针拨内障时，倘不屏息敬慎，如履薄冰②，未有不拨散瞳子神光者。若拨散神光，大吐大痛在所不免，甚至珠破下陷之惨者有之。必清心凝神，下针时不拨散神光，不拨破金井，针锋

---

　　① 椒小：椒，通"焦"。焦小，缩小。
　　② 如履薄冰：本指如同踩踏在薄薄的冰层上，后比喻戒惧敬慎的心理。语出《诗·小雅·小旻》："战战兢兢，如临深渊，如履薄冰。"

不刺伤系目小络。针下一拨，翳随手即落尽者，始无痛苦下陷之患。虽然进针易，出针难，出针时必屏息定神，缓缓出之，乌珠内青涎始不随出。出一点如胶青涎，目珠太阳头顶未有不痛苦，以致有变幻难测之状。所以学长生者以养神为先，治目者以保光为本。用金针者必临针而惧，以不拨伤金井为妙。倘手重拨，多误损，神光一失，难再得也，可不慎欤？

八　廓

赵公瑶曰：眼有八廓者，取象八卦之义也。八卦者，天、地、风、雷、水、火、山、泽是也。八廓贯联十二经络，聚精会神于目。有谓八廓有位无实者，未取黄帝、东垣详论五行十二经络之说，细玩而深思之者也。

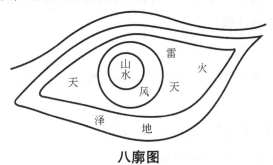

八廓图

关泉廓，即雷廓也，属小肠，与心为表里。心者，君主之官，神明出焉。心形似未开莲花，中有七孔，以引导天真之气，神之宇也。重十二两，中盛精汁三合。上智人心有七窍三毛，中智人心有五窍二毛，下智人有二窍一毛，常人二窍无毛，下智人一窍甚小。心之系，与五脏之系相连。心腧穴在脊第五节下，是心之部位也。心与小肠既为表里，欲清心，宜利小水。在天为热，在地为火，在卦为离，在体为脉，在脏为心，在色为赤，在音为徵，在声为笑，在变动为忧，在窍为舌，在志为喜，在味为苦。忧愁思虑，则伤心。心气虚，其人多畏。目合欲眠，夜梦远行，健忘失计，惊恐不安，皆心血不足。心气虚则多悲，实则多笑。面黑如漆柴者，血先死矣。兼目直视、摇头者，心气绝，死期迫矣。小肠有气则小腹痛，有血则小便涩、茎中痛，宜用导赤散、茯苓汤。小肠气绝，则发直如干麻，大汗不止，是其验也。目大小眦属心，黑白交界正对瞳子中者，大光明穴，太过不及，皆非法也。比韭叶略远白珠不过粒米许，虽进针无大伤害。比韭叶近于乌珠一粟米许，必刺破乌珠囊血之膜。针虽易进，不敢动拨，拨则血出，不惟无益而又害之。此穴有胬肉高起如韭叶厚者，钩起剪除翳根。有白泡起者，不可钩割，此处心之精，血之华。血之源发于此，气之精聚于此。妄用钩割，伤着血海系膜，疼苦下陷。岂命数使然哉？由人不知利害，妄加伎俩①耳。

心脏单方凡一十七种。

朱砂：火象也，故色赤而入心，能镇养心神，水飞入药，或点眼。

赤石脂：养心气，火煅，水飞入药。

金银箔：镇心，入药服之。

黄丹：镇心安神，水飞入药。

石菖蒲：开心孔，益心智，令聪明。

麦门冬：清心热，补心气不足，煎服最佳。

远志：定心气，去心，煎服、末服并佳。

生地黄：补心血，又治心热，取汁服或煎服。

黄连：泻心热，能去心中恶血。

---

① 伎俩（liǎng 两）：技能或本领，此指钩割之术。

茯神：开心，末服、煎服并佳。

龟甲：补心，作末，点服良。

杏：心病宜食。

小麦：养心气，心病宜食。

犀角：镇心神，作末入药，或水磨取汁服。

鸡子：镇心，又白除心下伏热，生吞一枚。

苦菜：安心神，可常食之。

赤小豆：开心孔，煮粥服，或煮汁饮之。

养化廓，即风廓也，属三焦。三焦者决渎之官，水道出焉。三焦形象，上焦如雾，中焦如沤，下焦如渎。上焦主出，阳气温于皮肤，若雾露之溉焉，故曰上焦如雾。中焦主变化，水谷之味，其精上注于肺，化而为血，以荣五脏周身，故曰中焦如沤。下焦主通利，溲便出而不纳，故曰下焦如渎。上焦在心下隔①，中焦在胃中脘，下焦在脐下。头至心为上焦，心至脐为中焦，脐至足为下焦。三焦发用，贯通十二经络，往来上下营运气血，是知气冲为三焦行气之府也。三焦病，腹气满，小腹坚，不得小便。水若存留，即为胀满。上焦如雾不散，则为喘，此出而不纳也。中焦如沤，沤而不利则为留饮，久而不利则为中满，此上不纳，下不出也。下焦如渎，渎不利为肿满，此上纳而下不出也。凡三焦火胜，则眼乌珠必多痒，两睑常烂而多泪，宜通利大小便。

三焦腑单方凡十三种。

黄芪：补三焦，实卫气，水煎服之。

燕覆子：除三焦客热，取熟者食之。

---

① 隔：通"膈"。《管子·水地》："五脏已具，而后生肉。脾生隔。"戴望校正："宋本隔作膈。"

牛髓：平三焦，以酒和服。

益智仁：安三焦，末服、丸服。

脂麻油：下三焦热毒，气单取饮之。

甜瓜：通三焦间壅塞，气热者食之。

人参：补上焦元气，煎、末、丸服并佳。

黄狗肉：实下焦，煮烂，和五味食之。

鹑肉：同酥煎食，令人下焦肥。

青橘：治下焦冷气，煎服、末服。

藕：蒸食，实下焦。

猪肠：补下焦虚竭，煮烂食。

丝莼：安下焦，作羹食之。

抱阳廓，即火廓也，属命门，一名丹田，一名赤宫。男子藏精施化，女子系胞有孕，俱为生化之源，非五行也，非水亦非火，更非膀胱中盛尿之胞，此天地之异名。胞在脐下三寸，方圆四寸，脊梁两肾中央，赤色是也。左青右白，上黄下黑。三寸法三光①，四寸法四时，五色法五行，两肾间名大海。女子胞寒则不孕，男子命门少真火则绝嗣。冲脉为血海，诸经朝会，男子则运而行之，女子则停而止之。男既运行，则无积而不满。女子既停止，故有积而不能满。满有时而溢，谓之信水，即月经也，以象月盈则亏之义。有热，则血灌瞳子，热泪如倾，偏头痛，眼皮烂，或见蝇飞花舞之状。聚精凝神，远色寡言，不药自愈。

水谷廓，即地廓也，属脾胃。脾者，谏议之官，知周出焉。

① 三光：指日、月、星。汉代班固《白虎通·封公侯》："天有三光日月星，地有三形高下平。"

胃者，仓廪之官，五味出焉。脾形似马蹄，又如刀镰，重二斤三两，扁广三寸，长五寸，有散膏半斤，主裹血，温五脏。脾在胃之下，助胃气，化水谷。胃主受纳，脾主消磨。胃在中腕，脾居中腕一寸二分，上去心三寸六分，下去肾三寸六分，中间一寸二分，名曰黄庭。在天为太阳，在地为太阴，在人为中黄祖气。黄者中央之色，庭者四方之中也。脾居一身之中央，故曰黄庭。又曰：在天为湿，在地为土，在卦为坤，在体为肉，在脏为脾，在色为黄，在音为宫，在声为歌，在变动为哕，在窍为口，在味为甘，在志为思。其液为涎，其荣在唇。醉饱入房，汗血①临风，皆伤脾。饮食，人之大欲。心欲食，脾不能化，则不敢食，故曰谏议也。大骨枯槁，大肉陷下，胃中气满，喘息不便，十月之内必死。脾气虚则四肢不为用，实则善饥，虚则肠鸣。脾苦湿，急食苦以燥之。脾欲缓，急食甘以和之。脾虚以甘草、大枣补之，脾实以枳实泻之。脾虚，禁温食、饱食与湿地、濡②衣。脾绝，肌肉软，软则舌痿，人中满，唇亦反，此内先绝也。或口冷足肿，腹热胪胀③，泄利不觉，出时无度，五日内必死。胃谓大仓，俗呼为肚子，受水谷。无病之人，七日不食则死。七日，则胃中水谷精液俱尽故也。胃腧在背脊十二节下两傍，乃胃之部位也。胃为水谷之海，人之所受气者谷也，谷之所注者胃也。胃为水谷气血之海，胃之气血专行经隧，盖经隧乃五脏六腑之包络。血不可不养，胃不可不和，

---

① 血：疑为"出"字之误。

② 濡（rú 如）：浸湿，沾湿。《易·夬》："独行，遇雨若濡，有愠，无咎。"

③ 胪胀：腹胀。胪，指肚腹。《琉璃王经》："各共饥渴，无所向仰，求乞无地，止于水傍人洗菜处，得进萝卜食之，胪胀腹痛而薨。"

血温胃和，得尽天年。饮食入胃，则胃实而肠虚。饮食下，则肠实而胃虚。更虚更实，气血上下周流运动，故不病。胃伤不思饮食，胸腹胀疼，面黄肌瘦，多自利。胃中元气盛则能食，过时而不饥。脾胃俱壮，能食而肥。脾胃俱虚，不食而瘦，乌能作强于四肢。胃实，宜服平胃散。胃虚，宜补中益气汤。胃绝，善惊妄言，色黄脊痛，腰中重，不可反复，五日必死。热气上冲，眼胞渐肿，瘀血积聚，目眶上下或眼皮内频生粟米，如石榴子状，必用金针轻刺患处，或于太阳瞳子髎处放出紫瘀血二三次，其患自除。如膏粱儿女辈，以生大黄末、桃仁、芙蓉花叶，捣烂敷眼眶之上，服生地、甘菊、金银花等味，瘀血亦可渐散。

脾脏单方凡十九种。

雄黄：益脾，水飞用。

苍术：健脾燥湿，米泔水浸一宿，剉干，末、煎服皆佳。山精丸、苍术泔水浸为末，神曲糊丸服。

白术：补脾，服法同苍术。

升麻：脾痹，非此不除湿，水煎服之。

缩砂：温脾胃，末服、煎服皆佳。

藿香：助脾、温脾，末、煎服并佳。

丁香：温脾，治脾冷气不和，煎、末服并佳。

厚朴：温脾，行脾气，煎服之。

橘皮：主脾不能消谷。

大枣：养脾安中，煮汤饮之。

干柿：健脾气，和酥蜜煎食之，主脾虚薄食不消化。

饴糖：健脾。即黑糖也，可常食之。

陈仓米：暖脾，作汤饮之。

糯米：味甘，脾之谷。脾病，宜作汤饮之。

大麦芽：补脾消食，末、煮服皆佳。

神曲：健脾消食，末、煮服皆佳。

蜜：养脾气，和脾药最佳。和粥饮，可常食之。

牛肉：养脾气，牛肚尤佳，煮烂，宜常食之。

鲫鱼：补脾。此鱼食泥，故有补脾养胃之功，作羹、作蒸、作脍，皆佳。

胃脏单方凡二十二种。

石膏：除胃热，专泻胃中之火。研，水煎一两服；或水飞二钱，和水服。

葛根：开胃下食，觧①酒毒，水煎服，或水飞澄取粉，和水服。

人参：补胃气，能开胃消食。

白豆蔻：治胃寒，去目翳。

苍术：强胃，去胃中湿，或煎或丸，或末服。

白术：补胃健脾。

丁香：治胃气，能温胃，或煮或末服。

干姜：开胃温胃，服法同上。

大麦：平胃开胃，作饮、粥皆可，大麦芽消食。

粳米：补胃气，作粥食。

稷米：利胃，食法同上。

青粱米：主胃痹，作饮匕之，佳。

牛肚：补胃，煮烂食之，酪粥除胃热，可常食之。

羊肉：开胃，煮烂食之，作羹亦可，羊肚补胃。

---

① 觧：同"解"，解除，消除。清代颜光敏《送宋观察荔裳之蜀》诗："怪君天刑谁与觧，倏为霖雨周雍梁。"

黄狗肉：补胃，厚肠胃，煮烂食，或作脯炙食。

黄雌鸡：补胃，煮烂作羹食。

鲫鱼：平胃气，补胃，作蒸、作羹、脍①食，并佳。

鲻鱼：开胃，作羹作脍，并佳。

石首鱼：开胃，可常食。

芋：开胃，又宽肠胃，作羹常食，佳。

橘：开胃，作茶饮之，或作末，姜汤点服。

大枣：平胃气，厚肠胃，可常食。

干柿：开胃，厚肠胃，可常食。

韭：除胃中热，可常食。

单方凡二十一种，皆五脏秘方。

粳米：平和五脏，煮白粥，早晨常服，畅胃气，生津液。

小麦面：和五脏，可常食之。

黑豆：散五脏结积，水渍生芽，名大豆，主五脏胃气结积，可煮食。

胡麻：润五脏，常服最佳，即黑荏子也。

人乳：补五脏，可常服之。

牛肚：补五脏，醋和，烂煮食之。

牛髓：安五脏，以酒和服之。

鹿肉：强五脏，烂煮食之。

犬肉：安五脏，黄者佳。

黄雌鸡：补益五脏，和五味食之。

雀肉：续五脏不足气，作煎食之，佳。

蜜：安五脏，补不足气。

---

① 脍（kuài 快）：细切的鱼肉。《论语·乡党》："食不厌精，脍不厌细。"

牛乳：即酪也。

鲫鱼：益五脏。

莲子：主五脏不足气，为末作粥，常服。其根曰藕，蒸食甚佳。

海松子：肥润五脏，作粥服之。

大枣：补五脏，煎汤饮之，佳。

葵菜：通五脏壅气，每月一食。

生姜：开脏腑，常食，佳。

葱白：调和脏腑，煮食之，佳。

芥子：通利五脏，可食。其嫩茎为茹①，食之，亦佳。

传道廓，即天廓也，属肺。肺者相傅②之官，治节出焉。二大叶中有二十四孔，行列分布诸脏清浊之气，主藏魂。六叶两耳，共八叶，悬于五脏之上，为华盖，与大肠为表里，一名回肠，一曰广肠。长二丈一尺，层叠十六曲，下口连于肛门。大肠腧穴，在脊十六节两傍，此大肠部位。大肠、小肠、膀胱，其细脉之中，乃气血津液流走之道路。肠主皮，皮厚则肠厚，厚则少病。肠热则便垢，凉则泻。《内经》曰：胃恶热而喜清凉，大肠恶清凉而喜热。肺气舒畅，肠胃百病不生。肺为阳中之太阴，通于秋气。在天为燥，在地为金，在卦为兑，在体为皮毛，在脏为肺，在色为白，在音为商，在声为笑，在变动为嗽，在窍为鼻，在味为辛，在志为忧。肺小则饮少，肺大则饮多。肺病则喘嗽，背肩痛汗出。肺热者色白而毛败，大骨枯槁，大肉陷下，胸中气满，喘息不便，六月内必死。肺虚，则鼻息不利。肺苦气上逆，急食苦以泄之。肺欲收，急食酸以收之，

---

① 茹（rú 如）：菜。《汉书·食货志上》："还庐树桑，菜茹有畦。"颜师古注："茹，所食之菜也。"

② 傅：原误作"传"，据《素问·灵兰秘典论》改。

收即补也。欲泄肺，食辛以泄之。肺气有余，黄芩抑之。敛肺气，用白芍、五味、桑白皮、葱白。泻肺之味，不宜过。肺虚，参术以补之。口张、汗出、发润、喘不休者，此肺气绝也，三日必死。热甚，太阳胀疼，或目珠暴疼如刺，清之可也，大吐大泻可也。以针刺太阳阳明瞳子髎穴，或眉攒头紫血可也。或急灸足三里穴，气自下也。或静坐，惟食淡味可也。盖肺主气，气宜静，不宜动故也。倘不如法调治，隐涩难开，久之翳膜渐长，不可药救者有之。眼白上下左右，凡有白处皆属肺。肺经热，则频生丝缕，如竹帘，如绣花绵。有名赤缕穿睛者，有名血翳侵睛者，有名月发信眼者，不可妄用针拨，拨则肺之真气走泄，为害甚大。有余之火，先以黄芩、桑皮、生地、甘菊清之，次以五味、熟地收敛耗散之气，木贼、蝉蜕、白蒺藜消散浮翳，徐用天冬、麦冬滋养肺气。又能终日静坐，养气调息，肺气自然平和。眼白离黑珠二粒米许，皆坚脆如骨，如鸡子壳，如琉璃瓶，一破不可复补。此处下针用刺，取白翳红筋，实难下手。虽智者必穷其谋，勇者必穷其力，能者必穷其巧。白睛上有白膜红系微见，宜即向足三里穴灸三壮，足小指至阴穴灸一壮，气自下行。气逆行，则白睛胀痛。气不足，则白睛黄色而无光彩。气不舒畅多郁结，白睛必起鱼胞雀屎之状。此症桑皮泻肺邪气，固肺元气，柿霜清肺无根之火，庶几近是。若轻刺乱点，反增目病。

肺脏单方凡二十二种。

云母：补肺。云母法金，故色白而入肺中，水飞为粉服之。

人参：补肺中阳气，卒上气喘鸣，肩息气欲绝，此将肺绝之候。人参膏，独参汤，或作末，日五六服。

天门冬：保定肺气，煮服或作末服，酒浸，皆佳。

麦门冬：治肺热。

五味子：收肺气，作茶、作丸，常服。

沙参：益肺气，能补肺中阴气，煮服，作齑常服，佳。

片黄芩：治肺热。

紫菀：益肺清肺，煮服之，佳。

贝母：润肺，作末，和砂糖作丸含化，或煮服，并佳。

桔梗：理肺气，又治肺热气促，末服、煮服，并佳。

马兜铃：补肺去热，治喘急，煎服之。

桑白皮：泻肺，去肺中水气，煮服之。

葶苈子：治肺壅喘急，取子炒五钱，大枣五枚，同煎。久服伤元气，令人暴亡。

橘皮：利肺气，治气逆上，或煮服，或末服。

枳壳：泄肺气，或煮服，或末服。

胡桃：敛肺止喘，常服之。

乌梅：收肺气，作茶饮之。

杏仁：治肺，润燥散结，作粥服，甚佳。

桃：肺病宜食。

黍米：宜作饭食。

牛乳：肺为润养，作粥酪服之，佳。

鸡子白：润肺积热，生吞之。

大肠腑单方凡二十种。

诃子皮：涩肠止泄，煎服、末服。

五倍子：治肠虚泄利，能涩肠，或煎服，或末服。

石榴壳：涩肠止泄，煎服、末服。

陈仓米：涩肠胃，又调胃气，饭粥、作饮服，并佳。

乌梅：涩肠，作茶饮之。

牡蛎粉：涩大小肠，取末和米饮服，或丸服。

郁李仁：治肠中结气，为末，和水服。

大黄：利大小肠，煎服、丸服，皆佳。

桑白皮：利大小肠，水煎服之。

栀子：疗大小肠大热，水煎服之。

桃花：利大小肠，花落时拾取和面作烧饼，食之。

脂麻油：即香油也，通大小肠，单服之，或和水茬粥服之。

麻仁：治大肠风热，大便结涩，水研取汁，作粥服。

水芹：利大小肠，取茎叶捣绞饮。

丝莼：补大小肠虚气，作羹作齑食，佳。

葱白：通大小肠，取汁饮、煮饮，并佳。

冬瓜：利大小肠，作羹作齑，常食之。

菘菜：通利肠胃，作羹、齑，常食。

牛乳：利大肠，作粥，常食之。

童便：利大肠，和姜汁饮。

小肠腑单方凡九种。

泽泻：通小肠，利小便，水煎服之。

木通：通小肠，下水煎服之。

瞿麦：通心经利肠为最，水煎服。

连翘：通小肠，水煎服之。

茯神：治小肠不利。

黑豆：煮汁饮，除肠中淋露，又治肠痛，熬浸酒饮之。

栀子：疗小肠热，水煎服。

冬瓜汁：利小肠，可饮之。

煮葵汁：滑小肠，作煮、作茹，食之。

津液廓，即泽廓也，属膀胱。盖膀胱者，州都之官，津液藏①焉。膀胱以虚受水，为津液之府，有上口，无下口，得气海之气②，施化则溲便注泻，气海之气不足，则秘涩不通。上口广九寸半，中广九寸盛尿。取膀胱穴，在脊第十九节下两傍。膀胱传受水液自小肠泌，汁渗入膀胱之中，胞气化之而为尿，以泄出也。膀胱实则小腹偏肿，虚则小便不禁，宜服既济丸。火甚则小便不通，宜服益元散、五芝散。

膀胱腑单方凡十三种。

泽泻：利膀胱热，宣通水道，水煎服。

茴香：性温，去冷气，为末点服。

防己：去膀胱热。

瞿麦：逐膀胱邪逆，通水道，水煎服。

柏子仁：去膀胱冷脓宿水，末服、丸服。

威灵仙：同上。

郁李仁：治膀胱急痛，末服、丸服。

青橘皮：除膀胱留热停水，煎服、末服。

黄柏：泻膀胱之热，利下窍，煎服、丸服。

乌药：治膀胱肾间冷痛，煎服、末服。

猪肾：通利膀胱，又补膀胱水，煮并汁服，猪胞尤佳。

椒目：治膀胱急，或末服，或丸服。

吴茱萸：能暖膀胱，水煎服之。

清净廓，即山廓也，属肝胆。肝者，将军之官，谋虑③出焉。肝形象有大叶居中，以宣发阳和之气，左三叶，右四叶，

---

① 藏：原误作"出"，据《素问·灵兰秘典论》改。

② 气：原脱，据《难经》补。

③ 虑：原脱，据《素问·灵兰秘典论》补。

共七叶，主藏魂。肝之系膈下着左胁，贯膈入肺，膈膜相连。肝腧穴，在背九节之下。在天为风，在地为木，在体为筋，在脏为肝，在色为苍，在音为角，在声为呼，在变动为握，在窍为目，在味为酸，在志为怒。其液为泪，其荣为瓜，其卦为震，其脉为足阴经。肝热则色苍而爪枯，肝气虚则恐，目䀮䀮无所见，如怕人将捕之状，实则善怒。凡人动则血运于诸经，静则血归于肝脏，盖肝为血海故也。肝苦急食甘以缓之，苦急是其气有余也。肝者筋之合也，筋者聚于阴气，而终于舌本也。舌卷唇青，筋先绝也。乌珠高起，如黑豆、如碎星之状，头痛如破，此肝大热也，宜用龙胆、黄连、生地，解其毒热。若所长之泡，不在瞳子之中，针尖轻点微刺，水出如射，其痛立止。若止有一泡如龙眼核者，刺之必立刻下陷，或立刻扑倒，气绝命终。遇此等凶恶怪症，多加熟地、熟大黄，清肝凉膈，缓图功效可也。轻刺，恐为害不小，不可救治。乌珠内囊血膜，皮如纸薄，进针之势急。或其人之目上下圆转不定，必定息，待定而不动，缓缓取翳。若动时即强拨之，障翳未下，乌珠内血必涌出如琥珀色。设有此患，急停手缓缓出针，七日后再开看，急用生大黄、芙蓉花叶，捣烂贴目眶上，以散瘀血。乌珠上胬肉厚如瓜子，始可用针挑起。如胬肉薄如豆腐皮，大如瓜子，尚可起拨。若小如豆粒且太薄者，未可强治，强取必伤乌珠。有此患，用自丁香、黄连、人乳常点，可望渐退。荞麦灰淋汁点目，更效。

肝脏单方凡二十种。

草龙胆：治肝脏温热。

黄连：镇肝去热毒。

细辛：益肝胆。

决明子：除肝热，助肝气，又治肝热毒。

车前子：养肝，为末服，或炒煎服。

荠子：即蒺藜子也，主肝壅明目，为末服。

覆盆子：补肝明目，为末服，生食亦可。

青葙子：镇肝，主肝脏热毒，为末服之。

酸枣仁：益肝气，末服、煎服皆佳。

山茱萸：温肝气，末服、煮服皆佳。

沙参：养肝气，煮服，或作茹常食之。

苍耳子：去肝家热，明目，煮服、末服并佳。

芍药：补肝缓中，损其肝者缓其中，即此也。

苦参：养肝胆气，煎服之。

青皮：肝气不达，用青皮以疏之。

木瓜：入肝，故益筋与血，煮服之。

小麦：养肝气，煮饮服之。

葱白：除肝邪气，煮汤饮或取汁饮。

韭：能充肝气，作菹①常食，佳。

李：肝病宜食之。

胆者，中正之官，决断出焉。其形如悬瓠，附肝之短叶间，重三两，盛精汁三合，无出入窍。肝之余，溢于胆，聚而成精，由是内藏精而不泻，外视物而得明，故名曰清净之腑。胆腧穴在脊第十节下两傍，此胆之部位。胆应爪，爪厚色黄者胆厚，爪薄色红者胆薄，爪坚色青者胆急，爪恶色黑者胆结。惊怕则胆伤，面青色脱则胆怖。胆病多发寒热，胆虚不能独卧，胆实则怒。胆虚不眠，实则多睡。实则宜服半夏汤、柴胡汤，虚则

---

① 菹：疑为"菹"字之误。菹（jī机），菜。

宜静坐。同众人眠，听金鼓声，则胆气自壮。胆气绝，耳聋，百节皆纵，眉为之倾，此死期也。瞳子周围圆圈属胆，瞳子散大，多有因被物击伤散大者，有因一时暴怒散大者，有因悲哀过度散大者，有因伤寒病后散大者，有因针拨过多，拨伤金井者。瞳神如一井，此先天真一之水，名曰神光。瞳子周围圆圈，名曰金井。金井一破，目必失明。金井如鸡子壳，破则其中青黄未有不流溢倾散者。审如是，针入目中拨障翳时，必轻轻缓缓拨取。取翳过急必伤，伤则不可复救。击伤散大者，以大黄、桃仁调鸡子青，敷目眶之上，瘀血可散。怒气散大者，静养自愈。悲哀过度者，闻乐音，遇赏心快意之事，其病自减。伤寒后散大者，参、术、五味子以补元气。伤寒后，目痛如刺，曾出汗过多，瞳子开大者，汗多亡阳故也，六味地黄丸、白术茯苓酸枣仁汤主之。伤寒汗未出透，目忽痛如锥刺、瞳子散大者，瘘①中穴、足三里穴、太阳穴刺出紫血，其痛自止，瞳子可望收小。若伤寒汗出过多，瞳子椒小者，百无一救。

胆腑单方凡五种。

柴胡：治胆病寒热，足少阳经主也。又曰胆痹，非此不除。

干地黄：助心胆气。

黄连：益胆，或煎服，或末服、丸服。

细辛：添胆气，水煎服之。

白百合：定胆，水煎服之。

会阴廓，即水廓也，属肾。肾者作强之官，伎巧出焉。肾象如红豆相并，而曲附于膂②筋，白表黑里，主藏精。肾有二

---

① 瘘：通"委"，堆积。

② 膂（lǚ 旅）：脊骨。

枚，左属水，右属火。男以左肾为主，女以右肾为主。两肾二系相通下行，其上则与心系通而为一，所为坎北离南、水火相感者也。肾脏有二，脏各有一。肾独有两者，何也？盖肾两者非皆肾也，其左为肾，右为命门。命门者，精神之所舍，元气之所系，男子以之藏精，女子以之系胞。肾腧在脊十四节下两傍，为命门穴，与脐相对，乃肾之部位也。命门之系，即心之包络。漫脂之外有细筋膜如系，与心肺相连者，乃包络也。肾为阴中之少阴，通于冬气。肾主受水谷之精，至静惟子时。浊气一动为真火，过时动者为邪火。在天为寒，在地为水，在卦为坎，在体为骨，在脏为肾，在色为黑，在音为羽，在声为呻，在变动为栗①，在窍为耳，在味为咸，在志为恐。其荣为发，其臭为腐。肾坚固则不病，肾脆弱则多病。肾端正则和利难伤，肾偏倾则腰尻②痛。重举伤肾，行房过度伤肾，汗出浴水伤肾，久坐湿地伤肾。肾热，则色黑而齿枯，大骨枯槁，大肉陷下，肩髓内消，动作益衰③，真水将竭，一岁之内必死无疑。肾实，则腹大、胫肿、喘咳、身重、汗出。虚则胸中痛，大小腹痛，常不乐。虚极，心如悬空，善饥善恐。肾本无实，不可泻，止宜补。左肾属水，水不足则阴虚，宜六味地黄丸滋养肾水。右肾属火，火不足则阳虚，宜八味地黄丸壮益之。溲便自遗，狂言不觉，与目直视者，此风邪入肾。由肾虚极，故邪气得乘间而入，然亦真气将绝之期矣。瞳子属肾，瞳子椒小，肾水枯竭。或因无嗣，过服热药，水不胜火。或因纵欲无度，真水枯竭。初起，绝欲忘言，益母、杞子、熟地，滋益肾水。久之，失去

① 栗：通"慄"。哆嗦，发抖。
② 尻：原误作"究"，据医理改。尻，脊骨之末端。
③ 衰：原作"哀"，据文义改。

卷之二

三一

三光，终无治法。瞳子散大，是血不养肝，肝不纳血。初起，磁朱丸、地黄丸、五味丸，可以渐渐收小。日久失去三光，亦无治法。针入瞳子间一二拨，其障翳即落，瞳子可保万全。若遇滑翳、涩翳，随拨随起，恶症拨至五六十拨，以至数百拨，瞳子未有不受伤者。若心敏手巧之人，随翳势紧紧跟定，一拨翳障立下，瞳子百无一伤，此智者也，知机如神之类也。初拨翳随手动，是内障，翳中最易拨者也。当因其势而取之，失机不取，或暂停手养气，或待病人目不动摇始拨。多拨亦不肯下，何也？一拨则真气泄，数拨则数泄，易下之翳自立转而为难下之翳，理也。针在目中，宜勉强精神，务要一二拨即去尽其翳，乃尽美善。

肾脏单方凡二十三种。

磁石：养益肾气，肾虚耳聋目昏，皆用之。磁石法水，故色黑而入肾。为末，水飞，入药用。

阳起石：补肾气，治肾气虚冷，为末，水飞，入药用。

盐：按药入肾，和盐炒，入盐服之，皆此意也。

菟丝子：补肾中阳气，治肾冷，酒浸为末，和酒服，或入药用。

肉苁蓉：命门相火不足，以此补之。

五味子：暖水脏，补肾。

熟地黄：假火力蒸九数，故能补肾精。八味丸以此为君，天一所生之源也。

知母：补肾阴不足，治肾热，盐水炒。

柏子仁：润泽肾脏，治肾冷。

杜仲：治肾冷，又治肾劳，腰脚冷痛。

沉香：补命门不足之火，为末入药，或水磨取汁服之。

山茱萸：补肾添精，暖水脏，涩精气。

牡蛎：补肾，煅为末，入丸药用，其肉亦可煮食。

桑螵蛸：主肾衰漏精，酒洗略蒸，入丸药。

覆盆子：益肾脏又暖肾，酒浸，焙，入丸药用，或末服之。

破故纸：温补肾脏，能引气归肾，炒，为末，入药服。

鹿茸：补肾虚，治腰肾虚冷，酥炙为末入药。

鹿角胶：主肾脏气衰虚损，炒，为珠，作末服。

腽肭脐：益肾，主肾精衰损，多色成劳瘁，能暖肾。酒浸，炙令香，为末服，或入丸药。

狗阴茎：补肾，主阴痿不起，令强热，大炙为末服，或入丸药。

牛肾：补肾，可常食之。

粟：补肾。肾病宜食，宜煨，常食之。

黑豆：入盐煮，能补肾，常食之，佳。

赵公瑶曰：十二经血气之精，皆上①注于脑。脑脂气血精华，俱聚精会神于目。目痛，非气逆即血聚，非火郁即风盛。不痛不痒、目昏花者，非初起之内障，即失血之明验。经曰：通则不痛，痛则不通。目乍疼、头亦觉胀者，以手击鼻出血，立愈。或汗下吐三法，兼而行之，气必顺，血必通。汗下吐三法皆不效，急灸足三里穴二三壮，或太阳放血少许。复不效，其病必已传经，传经之病，必法北齐徐之才先生宣、通、补、泄、轻、重、涩、滑、燥、湿十种药法，即奇疾异症，药到病可立除。况目痛不外血聚气逆，火郁风盛，显而易见，有不药到病除之理？但人年三十以后，劳神费思、竭精耗血者多，药宜补多泄少。或有用泄剂，必再四踌躇，如不得已，暂用之可耳。谨备录徐先生十剂法，以俟学人之参观②。

---

① 上：原作"土"，据文义改。

② 参观：犹参考。

宣剂，宣可去壅，生姜、橘皮之属是也。郁而不散为壅，必宣以散之，如痞满不通之类是矣。攻其里则宣者上也，泄者下也。壅者塞也，宣者布也，散也。气郁有余，则香附、抚芎之属以开之，不足则补中益气以运之。火郁微则山栀、青黛以散之，甚则升阳解肌以发之。湿郁则苍术、白芷之属以燥之，甚则风药以胜之。痰郁微则南星、橘皮之属以化之，甚则瓜蒂、黎芦之属以涌之。血郁微则桃仁、红花以行之，甚则或吐或利以逐之。食郁微则山楂、神麯①以消之，甚则上涌下利以去之，皆宣剂也。

通剂，通可去滞，通草、防己之属是也。通者，流通也。前后不得溲便，宜木通、海金沙、琥珀、大黄之属通之。

补剂，补可去弱，人参、羊肉之属是也。经云：不足者，补之。又云：虚则补其母。生姜之辛补肝，炒盐之咸补心，甘草之甘补脾，五味子之酸补肺，黄檗之苦补肾。又如伏神之补心气，生地黄之补心血，人参之补脾气，白芍药之补脾血，黄芪之补肺气，阿胶之补肺血，杜仲之补肾气，熟地黄之补肾血，芎藭之补肝气，当归之补肝血之类，皆补剂，不特人参、羊肉为补也。

泄剂，泄可去闭，葶苈、大黄之属是也。五脏、五味皆有泻，不独葶苈、大黄也。肝实泻以芍药之酸，心实泻以甘草之甘，脾实泻以黄连之苦，肺实泻以石膏之辛，肾实泻以泽泻之咸是矣。

轻剂，轻可去实，麻黄、葛根之属是也。风寒之邪，始客皮肤，头痛身热，宜解其表，《内经》所谓轻而扬也。痈疽、疥

---

① 麯：同"曲"。

痓，俱宜解表汗以泄之，毒以熏之，皆轻剂也。心烦、头痛、目肿、昏瞀、疮疡诸病，宜轻扬之剂，以解其肌，而火自散也。

重剂，重可去怯，磁石、铁粉之属是也。朱砂、水银、沉香、黄丹、寒水石之类，皆体重也。大抵重剂，压浮火而坠痰涎，不独治怯也。

滑剂，滑可去著，冬葵子、榆白皮之属是也。大便燥结，宜麻仁、郁李之类。小便淋沥，宜葵子、滑石之类。前后不通，两阴俱闭也，名曰三焦约。约者，束也。宜先以滑剂润养其燥，然后攻之。著者有形之邪，留着于经络脏腑之间也。大便涩者波棱、牵牛之属，小便涩者车前子、榆皮之属，精窍涩者黄檗、葵花之属，胞胎涩者黄葵子、王不留行之属，引痰涎自小便去者则半夏、茯苓之属，引疮毒自小便去者则五叶藤、萱草根之属，皆滑剂也。

涩剂，涩可去脱，牡蛎、龙骨之属是也。滑则气脱，如开肠洞泄，便溺遗失之类，必涩剂以收敛之。寝汗不禁，涩以麻黄根、防风。滑泄不已，涩以豆蔻、枯矾、木贼、罂粟壳。喘嗽上奔，涩以乌梅、诃子。凡酸味同乎涩者，收敛之义也。然此种皆宜先攻其本，而后收之可也。脱者，气脱也，血脱也，精脱也，神脱也。脱则散而不收，故用酸涩湿平之药，以敛其耗散。汗出亡阳，精滑不禁，泄痢不止，大便不固，小便自遗，久嗽亡津，皆气脱也。下血不已，崩中暴下，皆血脱也。牡蛎、龙骨、海螵蛸、五倍子、五味子、乌梅、榴皮、诃黎勒、罂粟壳、莲房、棕灰、赤石脂、麻黄根之类，皆涩药也。气脱兼以气药，血脱兼以血药及兼气药。气者，血之帅也。脱阳者见鬼，脱阴者目盲。此神脱也，非涩药所能收也。

燥剂，燥可去湿，桑白皮、赤小豆之属是也。积寒久冷吐利，此大寒之病，宜姜、附、胡椒辈以燥之。若病湿气，则白术、陈皮、木香、苍术之属除之，亦燥剂也。而黄连、黄檗、栀子、大黄，其味皆苦，苦属火，皆去燥湿。此《内经》之本旨也，岂独姜、附之俦①为燥剂乎。

湿剂，湿可去枯，白石英、紫石英之属是也。湿剂，当作润剂。枯者燥也，上燥则渴，下燥则结，筋燥则强，皮燥则揭，肉燥则裂，骨燥则枯，肺燥则痿，肾燥则消。凡麻仁、阿胶膏润之属，皆润剂也。养血则当归、地黄之属，生津则麦门冬、栝楼根之属，益精则苁蓉、枸杞之属。若但以石英为润药，则偏矣。

内　障

公瑶曰：目之疾也，止有内、外障二名而已。七十二问，虽好事者为之，亦初学入道之门也。凡内障之作，不经疼痒，渐渐昏花。久则不分人之须眉，不识细物，不辨五色，惟于灯影日光，稍觉微明，是真内障也。若瞳子内有一点白星如珠，阴看则大，阳视则小，此乃可用金针拨治之。疾虽名色多般，其实同一针法。若瞳子椒小者，或散大者，陷缺者，皆难治之症，即有障翳可拨。三光不见，实属脑脂流结，侵目成翳，必强用针拨之，致目内精液交流，或有陷下之惨。内障不多载，惟载圆翳、滑翳、涩翳、偃月翳、枣花翳、冰翳而已，余可类推。不可治者，黑风、绿风，余亦可以类推。

---

① 俦（chóu 愁）：辈，类。

内障眼根源歌

不疼不痒渐昏蒙，薄雾轻轻淡淡①浓。

或见蝇飞花乱出，或如悬蟢②在虚空。

此般样状何由得，肝脏停留热及风。

大叫大啼惊与怒，脑脂流入黑睛中。

初时一眼先昏昧，次第相传一样同。

日久既应全黑暗，特名内障障双瞳。

灵药这回难得效，金针一拨日当空。

内障将针诀

内障尤③来十六般，学医之人仔细看。

分明一一知形状，下针方可得安然。

若将针法同圆翳，该损神光取瘥难。

冷热先明虚与实，调和四体漫索痊。

不然气闷违将息，呕逆劳神翳却翻。

咳嗽震头皆未得，多惊先服镇心丸。

老翳细④粗薄嫩，针形不可一般般。

病虚新产怀娠月，下手应知将息难。

不雨不风兼吉日，清斋三日在针前。

安心定意行医道，念佛清净莫杂喧。

患者向明骑马坐，休惧休动要心安。

针者须体菩萨意，心慈手轻实善缘。

有血莫惊急住手，裹封几日再开看。

---

① 轻轻淡淡：《龙木论》作"轻烟渐渐"，义胜。

② 蟢：蟢子，蜘蛛的一种。

③ 尤：通"由"。来由，原因。

④ 细：此字后，《龙木论》有"针"字。

忽然惊振翳重上，服药三旬见朗然。

七日解封虽见物，花生水动莫多言。

还睛丸散坚心服，百日分明日中天。

内障针后诀

内障金针针了时，医师言语要深知。

绵包黑豆如球子，眼上安排绵系之。

头安枕上须要稳，仰卧三朝莫厌迟。

针后忽然微有痛，脑风牵动莫他疑。

或针或烙依经法，痛极即将艾熨之。

拟吐白梅含咽汁，吐来仰卧却从伊。

起则恐因遭努力，虽然希有也须知。

七朝薄粥温温食，震着牙关事不宜。

大小便时须缓缓，无令自起与扶持。

高声叫唤言多后，惊动睛轮见雪飞。

如此志心三十日，渐渐出外认亲知。

狂心莫忆阴阳事，夫妇分床百日期。

一月不须临面洗，针痕湿着痛微微。

五辛烧酒终年断，补血补气培根基。

圆翳内障，内障之名虽多，可治者皆不出此。

凡眼初患之时，眼前多见蝇飞、花发、垂蟢，薄烟轻雾，渐渐加重，不痛不痒，渐渐失明。所患眼与不患眼相似，却不辨人物，惟睹三光，久则不觉失明。一眼先患，向后相牵俱损，此是脑脂流下，肝风上冲，玉翳青白，瞳人端正，阳看则小，阴看则大，非针不可。

圆翳内障歌

翳中最好是团圆，一点油如水上盘①。

阳里看时应自小，阴中见则又还宽。

金针一拨云飞去，朗日舒光五月天。

不是医人夸巧妙，黄金万两不轻传。

冰翳内障歌

冰翳犹如水冻坚，阴中阳里一般般。

傍观瞳子透表白，针下分明岂诳言。

来往用针三五拨，志心服药必能全。

若遇庸医强针下，瞳人清净不能观。

滑翳内障歌

滑翳看时要心专，微含黄色白翻翻。

才开忽大又忽小，又似水银珠子旋。

针拨虽然随手落，拟抽针出却归源。

缩针穿破青涎散，五月金乌照远天。

散翳内障歌

此等内障，最难治。然尚有可治者，十之四五耳。此等内障，不可多拨。

散翳又何为形状，形同酥点烂容仪。

随针随落随又起，未得分明自得知。

封裹安存须善巧，莫令患者至狐疑。

殷勤决明还睛散，再睹三光百日期。

忌慎一如传戒行，纵怒纵欲求愈稀。

---

① 水上盘：水上之月。

浮翳内障歌

此等症，虽与圆翳相同，若始拨翳随针落，再拨其翳不下，此血气亏弱之人也，宜出针，静养百日自好。此症，十可望好三四耳。

浮翳正观如透外，乍看色白似银灯。

阴宽阳小随开合，此状深知是本形。

辨认既能无错谬，金针拨出近乌睛。

但依教法施心力，免触凝脂破不明。

横翳内障歌

虽然希有横关翳，学者韬钤①要得知。

细睹横心如剑脊，上头下畔白微微。

开时先向中央拨，随手还当若雾披。

偃月翳内障歌

脑②中一种脑脂凝，何得偏称偃月名。

一半厚而一半薄，医公不了即疑生。

欲知巧妙行医法，厚处先宜拨便行。

丸散还睛宜常服，坚牢百岁得安宁。

枣花翳内障歌

翳中何名是枣花，周围锯齿别无他。

拨时从上轻轻拨，状似流星与落霞。

细意辨看瞳子内，莫留断脚似拦遮。

依然不断还睛药，百岁光阴睹物华。

---

① 韬钤（tāoqián 掏钱）：古代兵书《六韬》《玉钤篇》的并称，后借指方法或谋略。

② 脑：《龙木论》作"眼"，义长。

白翳黄心内障歌

此症十分难治，间有愈者。

> 可怜白翳更黄心，患者商量急索针。
>
> 来往用针三五拨，不随针落药能沉。
>
> 还睛方术须通秘，百日如风卷雾阴。
>
> 期约叮咛须向说，试看奇效值千金。

风变内障歌

此一歌中，内障之不可治者，尽此矣。

> 乌绿青风及黑黄，堪嗟宿世有灾殃。
>
> 瞳人颜色如明月，问睹三光不见光。
>
> 后有脑脂留结白，浑如内障色如霜。
>
> 医人不识将针拨，翳落不明目却伤。

惊振内障歌

此言撞伤者，不可以针拨，牵连之，目渐成内障者可拨。

> 忽然撞振不全伤，疼痛微微日子长。
>
> 变即脑脂为白色，一如内障睹三光。
>
> 不须错误将针拨，却恐为灾不可当。
>
> 或因牵累成内障，医公如法始开张。

黑风内障歌

此复申明，内障之不可治者，乃如此。

> 黑暗形候绿风同，脏腑推寻别有踪。
>
> 黑即肾家来作祸，绿风本是肺相攻。
>
> 欲知何药能为疗，也要羚羊瘗病宗。
>
> 切忌房劳与嗔怒，恣意之流切莫从。

瞳子开张三曜①绝，名医拱手谩相逢。

大人内障歌，至此终。

或问崔行功曰：小儿目病，有奇方乎？行功曰：小儿初生，胎衣藏于天德吉方，深埋紧筑，则长寿。倘弃之道路，或为稳婆辈盗去胎衣，猪食必多颠狂，蚁食必生疮癣，鸟雀食必多恶死。弃于火中，必多疮烂。近于寺庙，触犯三光，皆多不吉。埋虫集之处，多生恶癞。胞埋树根瓦砾之下，多损眼目。埋背阴恶水之下，多面黄肌瘦，疳积鼓胀痞满。埋动摇之处，必多惊风。由此观之，小儿诸病，不贵治之于有形之后，贵防之于无形之先。使儿胎衣安置得所，儿可百病不生，岂惟目无病。

婴儿眼病歌

小儿不与大人同，医疗之源别有宗。

神气未全难保惜，披镰灸烙哭伤瞳。

等闲痛药勿令点，啼叫劳他病转浓。

更若手揉难禁止，因兹睛破永天终。

欲求稳便全双目，苦药煎淋洗避风。

服药和肝须见效，免教昏暗一生中。

胎翳内障歌

内障因何及小儿，胎中受热脑脂垂。

初生不觉三年内，流盼还应转眼迟。

四五岁时言近看，瞳人结白始知迷。

若能信受医家语，更读前贤后首诗。

又歌

此等翳忽大忽小可拨，其翳如钉不动摇者不可轻拨。即拨

---

① 曜（yào要）：原误作"曜"，据文义改。三曜，指日、月、星三光。

之，十止有二三见效耳。

小儿内障未易医，将息难为定不疑。

父母解留年十八，金针一拨若云飞。

痴心灸烙烧头面，舌舐揩摩黑水亏。

年几得医先损了，不堪针拨只堪悲。

肝虚雀目内障歌

此不可治之症也，然亦有可治者，百中或一耳。

雀目虽轻不可欺，小儿患者作疳医。

大人肝脏虚劳事，更被风来助本基。

花发眼前随自见，不忧后患即无知。

年深日久亡双目，欲睹三光后世稀。

又歌

雀目前篇已说明，此篇何要再三论。

直缘病状同中异，为是高风要别陈。

一种黄昏无所见，若观天象总能分。

年多瞳子如金色，欲识高风确且真。

风劳更要除根本，永①保千秋与万春。

小儿内障歌，至此终。

---

① 永：原误作"未"，据《龙木论》改。

卷之三

外　障

公瑶曰：眼科七十二问，合内外障翳而总计之也。答既详，何俟繁赘。恐务高远者不以道在迩而求诸远，故复取孙真人《银海精微》《龙木论》，王肯堂以及古昔名贤眼科诸书中所载眼症诗歌，择其真实不□同者二十二种，载附七十二问之后者。见是书名曰补者，补前人发所未尽发之词也。或谓仅摘诸家眼症诗歌二十二段，以附七十二问后，补所尚未尽补也乎。然大道不繁，宣圣①所谓一以贯之，可类推也。

一问：眼赤痛者，何也？

答曰：此乃五脏积毒传于肝，偶受邪热，使血散乱于肝经，故目赤而痛也。或大便结者用大黄，有孕者去大黄，用熟地。赤痛，大便利者，川芎清头目。若服参、附过多赤痛者，惟饮黑豆汁，甘菊、熟地汁，车子汤，服《局方》八正散。

八正散方

车前子　瞿麦　扁蓄　滑石　甘草　栀子　木通　大黄各等分

上八味，水三钟，煎服。

二问：目赤而不痛者，何也？

答曰：此肝之虚②也。痛则血旺、血瘀、血逆行。不痛，

---

① 宣圣：指孔子。西汉封孔子为襃成宣公，历代皆以孔子为圣人，故以宣圣尊称之。

② 虚：《龙木集》作"实"。

非病眼，时以冷水洗目，即点凉药过多，致气血凝聚于目，活血顺气可也。目不疼，头或觉连太阳胀疼，此血瘀风盛也，驱风活血，庶近是也。

三问：目赤肿兼痒者，何也？

答曰：此肝之风火交至也。肝属木，木生火，火发木灭。火属心，赤灌大眦，侵睛则肿，宜服秘传黄芪丸方。

秘传黄芪丸方

黄芪蜜炙　防风　茴香炒　白蒺藜炒　牡丹皮各等分　羌活川芎

上为末，酒糊为丸，如桐子大，每服三十丸。食后，盐汤下，或酒亦可，妇人用艾醋汤下。

四问：大眦赤而疼者，何也？

答曰：此心之实火也。五轮分布，大眦属心。心者，帝王南面之尊，其候在大眦赤者，乃心实也，宜服三黄丸、菊花汁。

三黄丸方

黄连去皮　黄芩去芦　大黄各等分

上为细末，炼蜜为丸如桐子大，每服三十丸，热水送下。如脏壅实，加瓜蒌。赤而不痛，三黄丸又不可轻用，惟服菊花汁、熟地汤，可也。

五问：小眦赤，觉微痛者，何也？

答曰：此心之虚也。心者，五脏六腑之宗，上应荣卫，其属南方之位。五行生杀，火生土，土实则火虚。小眦赤者，宜服茯苓散、定光朱砂膏。

茯苓散

玄参五钱　白茯苓七钱五分　川续断　白僵蚕

上方每服三钱，水一钟半，煎至半钟，去渣，温服。

定光朱砂膏

滑石水飞　砂蜜各五钱　朱砂　片脑

上为极细末，煎蜜作膏，每用铜箸点大小眦内，立效。

六问：目睛多热泪出者，何也？

答曰：此乃肺之实也。肺乃西方庚辛金，金生水，水发则流注。金属肺经，则其色白。五轮八廓经曰：泪本肺之精华，目常出热泪者，肺之实也，宜用秘方泻肺汤。

泻肺汤

桑白皮　地骨皮　甘草各二钱

上方水三钟，煎一钟，食后服。

七问：怕日羞明者，何也？

答曰：此脾之实也。脾属土，土生湿气，气结传肺，肺受脾邪，上腾于目，目受脾之湿①气。脾主肌肉，怕日羞明。太阳真气腾其上，土湿不胜，精华涩结，不荣于目，宜用秘方密蒙花散、千里光汤、《局方》羊肝丸。千里光，即石决明也。上下眼胞内，有粟米之状，宜以生地凉血。重者或以刀轻轻刮破，或以灯草打出粟米内血水，才妙。

千里光汤

千里光　草决明　甘草　菊花各等分

上咬咀，每服八钱，水一钟半，煎至一钟，去渣，食后温服。

---

① 湿：原误作"蕴"，据《龙木集》改。

密蒙花散

密蒙花　石决明　枸杞子　白蒺藜　木贼　青葙子　蔓荆
子　羌活　菊花

各样一钱，水二钟，煎至一钟，去渣，食后温服。

局方羊肝丸方

白羊肝一具，净洗，去摸^①　黄连细罗

上将羊肝先安盆内研烂，旋旋^②入黄连末，拌匀得所，为
丸如桐子大。每服四十丸，食后温浆水下。连作五剂，诸般眼
疾、障翳、青盲神效，禁食猪肉及凉水。

八问：视物不明者，何也？

答曰：此脾脏虚也。目轮属五脏，青黄白黑红，黄轮属脾，
即揭睛是也。目本应其色，青属木，脾土被肝木所克，青黄相
争，不青不黄，目睛杂色，而视物不明也。宜服秘方苍术汤，
千里光汤。

秘传苍术汤

苍术　玄参　甘草　远志　茺蔚子各等分

上五味，每服五钱，水一钟半，煎至一钟，加熟地黄三钱，
温服。渣再煎。

九问：迎风有泪者，何也？

答曰：此肾虚也。五轮内，黑睛属肾。肝属木，木生风，
肾属水，风目为疾，迎风有泪，肾之虚也，用石燕子散、艾煎
丸、槐柳方。

---

① 摸：通"膜"。《局方》言去筋膜。

② 旋旋：缓缓，慢慢。唐韩偓《有瞩》诗："晚凉闲步向江亭，默默看
书旋旋行。"

石燕散方

石燕子一双，煅，醋淬十次　玳瑁　羚羊角各一两　犀角一钱

上为末，用好酒、薄荷汤或茶清，食后调下。

槐柳方

采柳稍一斤，槐枝稍一斤，入水三十碗，煎十滚，去叶存水，加食盐二斤煮燥，研细搽齿，止泪去翳。

艾叶膏

艾叶醋炒　肉苁蓉　甘草　桑叶向东者用　浮萍草　川牛膝酒浸　防风炒　当归各等分

上为末，煎膏，滚水调服，出汗避风。

十问：目中红筋附睛者，何也？

答曰：此乃心之虚火，肝之实热也。心属火，火主血。肝属木，木主筋。血侵于筋者，肝之候。血者肝之源，传入目，渐灌瞳人，故曰侵睛也。宜服当归散。

当归散

当归　防风苗炮　蒺藜炒　牡丹皮各等分　五灵脂酒炒　生地

上六味各一钱，水三钟，煎一钟，去渣服。

十一问：白膜遮睛者，何也？

答曰：此乃肺克肝也。肺属金，金能克木，宜用秘方连翘散、蝉花散、密蒙花散在七问。

蝉花散

蝉花一两　菊花四两　白蒺藜二两

上为末，每服三钱，蜜水调下。

连翘散

连翘　栀子　甘草　朴硝　黄芩　薄荷等分

上为末，每服三钱，茶清调下，无根水①亦可。

十二问：目中迎风受痒者，何也？

答曰：肝邪自传，肝属木，风动即痒也。宜用花椒皮、海螵蛸、白蒺藜灰等分为末，和炒盐搽齿嗽②口，水吐出即洗两目，再服地黄丸，避二十一日，自能全愈。

明目地黄丸

生地黄洗　熟地黄各一两　牛膝酒浸，三两　石斛　枳壳炒

防风各四两　杏仁二两，去皮尖，火炒黄，细研去油

上为细末，炼蜜为丸如桐子大，每服三十丸，空心温水汤下，或米汤下，忌一切动风等物。

十三问：目中常早晨昏者，何也？

答曰：此乃头风攻冲于目③。头④者，太阳之首，肝脏为阳气旺，故使头风攻注于目，宜服《局方》芎菊⑤散、白蒺藜散、石膏散。

芎菊散方

川芎　菊花　甘草各一两　薄荷二两　防风七钱半　白芷五钱

上为末，每服三钱，食后，茶清下。伤风头眩，用无根水调下，尤速。

白蒺藜散⑥

细辛　萹蓄　白芷　丁香各等分

上为细末，每服一钱，米汤调下，或温酒亦可，食后，日

① 无根水：没有落地的雨水。
② 嗽：通"漱"，指漱口。
③ 目：原误作"头"，据下文"故使头风攻注于目"改。
④ 头：原文误作"目"，据《明目至宝》改。
⑤ 菊：原文误作"蕲"，据下文"芎菊散方"改。
⑥ 白蒺藜散：此方当漏"白蒺藜"。

进三服。

石膏散

石膏　荆芥　白芷　石决明煅　川芎　防风　旋覆花各等分

上为细末，每服一钱，食后，薄荷、生葱、茶清调下，日进三服。

十四问：偶然目中昏者，何也？

答曰：乃痰之所作也。在巳午时，真阳之气太胜。心胜肺，肺壅痰塞①，时复浑浑而昏也，宜用《局方》辰砂化痰丸、《局方》玉壶丸。

辰砂化痰丸方

枯白矾　辰砂五钱　南星炮，一两　半夏一两

上将白矾、半夏、南星为末，合和匀，生姜汁煮面糊，为丸桐子大，每服十丸，食后，姜汤下。仍用朱砂为衣，亦治小儿风壅痰嗽，一岁服一丸，捣碎，用薄荷、生姜汤调下。亦有酒色过度，元气脱尽，有此症者，人参、熟地、人乳、龙眼等分，煎服。

玉壶丸

南星　半夏　天麻各五钱　重罗②白面三两

上为细末，滴水为丸如桐子大，每服三十丸，水一钟，煎令沸③，下药煮五七滚，候药浮漉出，别用生姜汤下，不拘时。

十五问：常暮昏者，何也？

答曰：此血弱阴虚，六味地黄丸主之。羊肝丸，以益肝气可也。

---

① 塞：原误作"火"，据《眼科阐微》改。

② 重罗：器具名，即细罗筛。

③ 令沸：原作"沸令"，据文义乙正。

十六问：目夜间疼者，何也？

答曰：此阴毒①盛也。经云：阴好静，阳好动。血散漫而不行阴道，寒邪克之，致使寒气太盛。寒气②者属阴，旺在申时，乃一阳之气生③，故夜痛目昏，宜间用泻肝汤、苦参汤。

十七问：目中浮翳遮睛者，何也？

答曰：此乃肺经大热。肺者西方庚辛金，其色白。肺者气之源，气盛则热，血逆则痛。肺之热气灌在瞳人，目生红白膜者，肺之气太盛。太盛，白膜遮睛，肺经热也，明矣。必用黄芩、桑皮降肺火，柿霜、五味清润肺气，青皮、川芎、甘菊、熟地舒畅肝气，浮翳自散，不可以点为功也。

十八问：泡螺突睛者，何也？

答曰：此睛损也。目者五脏之源，六腑之宗，脏腑之积热。外发于肝脏，肝脏更衰，而发疮疖，脓血结硬，其睛突也。宜用琥珀膏，救睛丸。

秘传琥珀膏方一名立退散，一名定志丸

人参二钱　石菖蒲炮　天门冬去心　远志去心　预知子各一两
白茯苓　麦门冬去心，各一两

上为细末，炼蜜为丸如桐子大，每服十丸，朱砂为衣，茶清下，或水亦可。乌珠上有数螺累起如椒子、黑豆状，头痛如锥刺者，用锋针尖轻轻刺之，水出痛止。有螺起头不痛者，禁刺。

十九问：头晕、眼见赤乱星乱者，何也？

答曰：此乃血衰也。血者，心经也，周流百脉于六阳之首，

---

① 毒：此下原衍"肾"字，据《明目至宝》删。
② 气：原脱，据《龙木论》补。
③ 生：原脱，据《龙木论》补。

阳经不行，故目昏也，宜用活血地黄丸。按《素问》云：久视伤血，血主肝。故书云伤肝，主目昏。肝伤则自生风，热气上凑，目故昏也。此药大能养血明目，其功不可尽述。

地黄丸 系许学士方

黄芩　防风　桂心　没药　羌活　朱砂各五钱　熟地黄半两决明子　黄连各一两　菊花五钱，去根

上为细末，蜜丸如桐子大，每服三十丸，熟水下。

二十问：目不疼不痒而赤昏者，何也？

答曰：此血滞①也。经云：荣属阴②，卫属阳③。阴静阳动，血气流行，气乃升降，荣卫通矣。血聚则成痈疽，血滞则麻而不痒不痛，宜用活血散，当归、红花、川芎、防风、生地、黄芪、甘草、甘菊为主。

二十一问：目赤而热痛者，何也？

答曰：此血实也。经属阳，络属阴。经主气，络主血。气盛则壅，血盛则肝实也，应于目，故赤而热痛。血实也，重则向太阳刺血，轻则量人虚实，酌用大黄、当归、龙胆草，可也。

二十二问：血侵睛者，何也？

答曰：此肝经虚热也。肝之外候，津液之府，道路宗脉之所聚也。邪热发于肝经，虚则血流，走于两目，故赤而侵睛也，宜用郁金散。

郁金散

郁金　大黄　连翘各等分

上三味为末，用桃条、生地黄自然汁调服。

---

① 血滞：原作"血聚"，据下文"血滞则麻而不痒不痛"改。
② 阴：原误作"阳"，据《素问·生气通天论》改。
③ 阳：原误作"阴"，据《素问·生气通天论》改。

二十三问：目痛而增寒者，何也？

答曰：此为虚也。卫为阳①而无阴②，荣为阴③而无阳④。经曰：荣者肝之司，卫者肾之府。肾属北方癸水，为邪火所乘，故痛而增寒也。若乌珠渐高，大便结者，火上行。大便结燥、疼极、增寒者，防风、麻黄发汗可也，宜用蟹黄散。

蟹黄散

　　黄连　黄芩　蒲黄　白僵蚕　郁金　栀子　秦皮　五倍子　当归　滑石　薄荷　白杏仁

上十二味，各五钱。铜绿一钱，杏仁洗七次，去皮尖，别研。

上咬咀，每服三钱，水一钟半，煎至一钟，频频暖洗。如冷，再暖洗。

二十四问：目痛而身热者，何也？

答曰：荣之实也。荣属阴⑤而能发热，卫属阳⑥而能发寒。荣卫乃阴阳之道路，在上属心，在下属肝与肾。目痛而身热，在心也。少阴君火之化，宜用洗心散、菊花散⑦。

洗心散

　　荆芥　甘草　菊花　大黄　当归　芍药等分

每服三钱，水一钟半，煎至一钟，食后，生姜、薄荷少许同煎，去渣，温服。

---

① 阳：原误作"阴"，据《素问·生气通天论》改。
② 阴：原误作"阳"，据《素问·生气通天论》改。
③ 阴：原误作"阳"，据《素问·生气通天论》改。
④ 阳：原误作"阴"，据《素问·生气通天论》改。
⑤ 阴：原误作"阳"，据《素问·生气通天论》改。
⑥ 阳：原误作"阴"，据《素问·生气通天论》改。
⑦ 散：原误作"汤"，据下文"菊花散"及《龙木集》改。

菊花散

菊花　甘草　防风　荆芥　蝉蜕　大黄　石决明煅，各等分

上七味为细末，每服三钱，水一钟调服，茶亦可，食后卧时服。

二十五问：目乍暗者，何也？

答曰：此乃荣卫俱虚也。荣卫者，阴阳之道路，心肝之宗源。荣卫流，则血气行，荣相争而不及卫也，故目时复乍明乍暗。宜用人参、黄芪以接气，熟地、阿胶、枸子、人乳以补血。书曰：目得血而能视。血足，气亦足，单补血可也，独补气亦可也。要看人精神，或当补气，或当补血，或者必须气血兼补，方尽善也。

二十六问：目患左赤而传右者，何也？

答曰：此乃阳经太旺也。阴中之阳心也，阳中之阴肝也。心中邪热，蕴积于肝，肝交于心，邪传本源也。左目属太阳，右目属太阴，此乃太阳经偏旺也，宜用洗心散方见"目痛身热"条、三黄丸方见"大眦赤痛"条。

二十七问：目患右赤而传左者，何也？

答曰：此阴①经太旺也。目有阳络，有阳经，有阴络，有阴经。阴经属血，如目赤右传之于左，乃肝阴邪热、经脉太旺也。宜用泻肝汤方见"目睛多热泪出"条、退赤散。

退赤散

生地黄　木通　甘草　栀子各等分

上为细末，每服二钱，竹叶汤调下，食后，日进三服。

二十八问：目患左右相传者，何也？

---

① 阴：原误作"阳"，据二十六问"右目属太阴"及医理改。

答曰：此乃血气逆行，攻冲肺脏，热气相争也，宜凉血降气。此三症，大同小异。眼珠疼、头疼、大便结、身无汗者，真风火，始可用三黄丸、洗心汤。倘头痛心烦，喜吐不进饮食，乌珠忽如白菓色、蜜蜡色，此五脏之精俱损矣，仙方亦不能救。惟养气凝神、不忧愁、不动怒气者，十有一愈耳。否则，又宜斟酌用药。

二十九问：目赤而痒涩者，或不能饮酒。黄疸流注经络，往来上下，致使血潮于目，兼之湿热流注于目，使目俱黄也。新疾，宜用三黄丸方见"大眦赤疼"条。久疾，又当量人虚实加减用药。

三十二问：目不能远视者，何也？

答曰：此乃荣伤于五脏六腑之间。目者肝之外候，风邪客之，使精华之气①衰弱，肝气不足，则不能远视也。宜用蝉花散方见"白膜遮睛"条、羊肝丸方见"怕日羞明"条。

三十三问：目患每年常发者，何也？

答曰：此症随天地同，少阳旺，复得②甲子，阳明旺，复得甲子，太阳旺，复得甲子，太阴旺，复得甲子。各③六十日，三百六十日，其气一周。今太阳受病，复得来年六十日而当发，宜令泻之。如太阳受病，只泻太阳经膀胱是也。

三十四问：眼珠脱出者，何也？

答曰：此脏腑阴阳不和也。阴阳不和，蕴积痰火，流饮五脏之中，攻冲于目，故使眼疼。甚则珠脱出者有之，宜用救睛丸。

---

① 气：原误作"腑"，据《诸病源候论·目病诸候》改。
② 得：原脱，据《龙木集》补。
③ 各：原脱，据《难经》补。

救睛丸

栀子　薄荷叶　赤芍药　大黄　枸杞子各三两　苍术三两

上为末，酒糊为丸如桐子大，每服三十丸，井花水①送下，或茶清下亦可。年壮之人，可服。老年之人，量加茯苓、槟榔、熟地。此症系气血逆行，使气血下行为主。

三十五问：目常见黑花者，何也？

答曰：肝虚之故也。气血不足，不能荣目②，故目常昏暗，时时见如黑绵羊胎毛，宜服羊肝丸，六味地黄丸内加杞菊。

三十六问：目中瘀肉③血潮于睛者，何也？

答曰：此厥阴旺也。肝之脉，起于大指聚毛之端。经云：肝上连目系。本经血气大旺，风热攻盛，或赤或白，或往或来，皆瘀血所使也，宜用椒红理中丸。

理中丸

沉香　莪术　诃黎勒去核　椒红微炒，去汗　丁香　高良姜麻油炒，各五钱　附子炮，去皮　当归酒浸　白术各一两　麝香　肉豆蔻炮

上为细末，入麝令匀，酒煮糊为丸如桐子大，每服三十丸，酒送下，或用生地、白蒺藜、当归、川芎散。

三十七问：目涩者，何也？

答曰：此乃啼哭泣出太过，冷泪不止，液通开而不闭，液道枯干，脏腑邪热传于卫，真气不荣于目，故目涩也。依用羊肝丸，杞菊丸。

---

① 井花水：清晨初汲的井水。
② 目：原误作"神"，据《诸病源候论·目病诸候》改。
③ 肉：疑为衍文。

三十八问：大病之后目昏者，何也？

答曰：五脏不调，阴阳窍闭，或血气不和，神光则落落昏溃，乃血气虚极也，宜用黄芪、人参，培养元气。

三十九问：阳毒病后目微昏者，何也？

答曰：下元极虚也。肝气内虚，以攻双目微昏也，宜用秘方柴胡汤。

秘方柴胡汤

柴胡　胡黄连　黄连　厚朴　半夏各等分

上为末，每服二钱，水一钟半，煎至一钟，食后服。

四十问：阴毒病后目微昏者，何也？

答曰：或服毒药，或针或灸，火气焮痛①，风邪冲击，新病后起蚤，肝气太盛，风火相并，故目昏也。宜用三黄丸，或服熟地菊花膏、金银花汁。

四十一问：小儿出疮疹，初发于目中者，何也？

答曰：子在母腹中，饮其血气，其胎胞秽浊以生，故发疮于目。宜用犀角消毒饮②，兼服密蒙花、兔子屎。

犀角消毒饮方

防风　荆芥穗　鼠粘子　甘草各等分

每服三钱，水一盏，煎至七分，去渣，温服，不拘时候。

四十二问：小儿睛生翳障者，何也？

答曰：小儿纯阳，感于风热，内有热痰，散于肝经，冲攻于目，故障翳生焉。宜用菊花、蝉蜕、谷精、兔肝、人中黄。

四十三问：过水目昏者，何也？

① 焮（xìn信）痛：肿痛。《医宗金鉴·外科心法要诀·幽痈》："托里散医诸疮毒，肿甚焮疼煎服消。"

② 饮：原脱，据下文"犀角消毒饮方"和《龙木集》补。

答曰：此冷气攻肝，水入两足令肿也。足心名曰涌泉，乃肾经所起。水入膀胱，真荣被伤，上攻于肝，水气侵及于足，邪气攻冲，故目昏也。宜用猪苓汤见"眼见黑花"条，艾煎丸见"迎风有泪"条。

四十四问：孕妇目昏者，何也？

答曰：此胎[①]气不荣于肝，肝气不足，故昏也。宜用椒红丸方见"瘀血潮晴"条，牡丹煎丸[②]方。

牡丹煎丸方

延胡索　砂仁各半两　赤芍药　牡丹皮各一两　山茱萸　干姜炮。各半两　龙骨细研，水飞　熟地黄酒浸　槟榔　羌活各三两　藁本　五味子　人参　白芷　当归酒浸　干山药　肉桂去皮　白茯苓　白术　附子炮，去脐　木香　牛膝酒浸　荜茇水泡。各一两　石斛酒浸，三两

上为细末，炼蜜为丸如桐子大，每服二十丸，或醋汤空心下，日进一服。

四十五问：妇人产后目昏者，何也？

答曰：此五脏虚也。妇人妊孕时，当出血一斗三升，其气已虚，五脏不牢，六腑未安。目赖五脏六腑为根，根乏则苗衰，故目昏也。宜用菊花散方见"大眦赤疼"条，活血煎方方见"目赤肿痒"条。

四十六问：初生小儿未经两月目烂者，何也？

答曰：此胎热也。小儿初生之时，浴汤已冷，秽浊浴之未尽，拭之未干，两目感于外风，以致赤烂也。宜用连翘散方见

---

① 胎：《眼科阐微》作"血"，义胜。
② 丸：原脱，据下文"牡丹煎丸方"补。

“白膜遮睛”条。

四十七问：目中生疮者，何也？

答曰：此风邪客于腠理，风血散传。盖因浴洗之时，拭之未干，秽污侵渍①，遇②风邪即发，如粟米之状，连眶赤烂，遂成疮疾。宜用雀风汤方，三白散。

雀风汤方

防风去苗　南星生用。各四两　半夏白好者浸洗之，生用　甘草黄芩各二两

上方每服四钱，水二钟，生姜十片，煎至一钟，去渣，温服。

四十八问：目患睑生粟米者，何也？

答曰：脾肺受邪，肝经虚弱，风盛，即发于两目睑之间，状如粟米之形，遂成此症。宜用雀风汤刮去瘀血。

四十九问：目生得大小不均者，何也？

答曰：肌肉痞涩，血气凝滞，故使两目大小不匀，宜用消风散见“大眦赤疼”条。亦有自幼至老目有大小者，此系天成，不必治也。

五十问：目患或青赤③者，何也？

答曰：此邪热冲肝，攻于五脏之内，上运于目，使瞳人溃④注，灌⑤经于⑥外，或青或赤，或黄或黑，往来不定故也。宜用羊肝丸见“怕日羞明”条，三黄丸见“大眦赤痛”条，三白

五九

---

① 侵渍：原作“侵溃”，据《诸病源候论·小儿杂病诸候》改。
② 遇：原脱，据《诸病源候论·小儿杂病诸候》补。
③ 赤：此上疑脱“或”字。
④ 溃：疑是“灌”字之误。
⑤ 灌：疑是“溃”字之误。
⑥ 经于：疑为“于经”之误倒。

散见"目中生疮"条。

五十一问：目患或针或割或取翳障大痛不止者，何也？

答曰：目者经络之苗，五脏之精华，经络①之道路。既而割损，痛不止，出血不定，宜用牡丹皮、当归身、熟地、黄芪、川芎等分，或煎或散，俱必合人参、人乳服。痛甚，必加乳香。

五十二问：目中多眵泪者，何也？

答曰：此乃经络蕴热，因食煎煿太过，故目多眵泪也。宜用洗心散，连翘散方见"白膜遮睛"条。

五十三问：目中常流泪者，何也？

答曰：乃肝经之虚也。经曰：肝虚则本枯，故流冷泪不止也。宜用洗心散见上，羊肝丸方见"怕日羞明"条。一说老人冷泪不止，乃精血俱虚，用胡椒一味为末，黄蜡溶化为丸如绿豆大，每服五七丸，食后茶清下。多火者明目地黄丸，气虚者参术黄芪汤。

五十四问：如目打损被物伤者，何也？

答曰：此瘀血流聚，上攻头目，宜用红花、苏木活血，桃仁、归尾破血，生地凉血，大黄散血。老者、幼者、有孕者，不能服药，以此数味，外敷目眶上，必热敷，其血易散。过百日，则难治也。

散瘀方

生地三钱　生大黄末，三钱　桃仁十个　红花三钱

以上四味，水三钟，酒二钟，熏眼目，其瘀渐散。

五十五问：目中有翳往来不定者，何也？

答曰：此血不流通，肝气不和，肺气不清，肾水不足，故

---

① 经络：《眼科阐微》作"津液"，义长。

生云翳，往来而不定也。使血足气足，又能静坐养神，目自光明。血不足，故不流通，宜加五灵脂、阿胶、人参于六味地黄丸中。肾枯燥者，加秋食杞子。有热泪者，系肺热，加地骨皮、桑白皮。有冷泪者，系肺寒肝虚，葱白舒畅肺气，川芎、松仁滋养肝经可也。

赵公瑶曰：外障之名虽多，其实治法不繁。热则清凉之，虚则补益之，实则导利之。虚必目昏花如雾，实则目痛如刺。风则痒，火则痛，寒则流泪不止。血气不和，或生偷针，或生睑粟，总宜清凉，或用刀轻轻刮出瘀血自愈。乌珠高起如旋螺之状，此乃五脏气逆血热，治法具载，不敢同俗，强赘七十二症名色，止载五十五问而已。眼科诗歌，仅录二十三段，可治不可治问答，诗歌中已详言之矣。内障十六般，亦在七十二问中。内障可治者不过二三种，不可治者亦不过二三种，十六般亦属妆点学问。久阅历多者，自能以意会解，必不以我言为谬也。

一 混睛外障歌

白睛先赤作根基，痛痒风吹泪出眵。

渗涩难间①旬日内，发无定体有瘳②时。

赤脉如丝横与竖，混睛外障莫狐疑。

清凉药方始称妙，点摩翳膜尽为期。

频镰双睑铜篦烙，风热平时即安之。

二 胬肉侵睛外障歌

胬肉根基有二般，更须分别见根源。

---

① 间：《龙木论》卷三作"开"，义胜。
② 瘳（chōu 抽）：病愈。《书·说命上》："若药弗瞑眩，厥疾弗瘳。"

或因赤烂多年后，肺腑风冲亦使然。

或痒或痛无定准，一条红丝渐侵瞒①。

初生浮小未易除②，覆着瞳人治不难③。

去热去风先服药，终须割烙即长安。

残余服药徒能效，七宝销磨当自痊。

三　突起睛高外障歌

忽然疼痛便睛高，毒风五脏热相遭。

草决大黄泻肝热，血虚熟地龟④鹿胶。

若要终归平稳处，针出青涎莫要挑。

反复用针三五度，睛轮平复似元朝。

四　倒睫拳摩外障歌

见风见火泪涓涓，翳膜渐生目渐瞒。

乍好乍恶多年后，眼皮急小欲开难。

眼毛倒插如针刺，摩应⑤瞳人岂可安。

夹皮去毛灸夹上，太阳出⑥血最为先。

五　伤寒热病后患眼外障歌

热病伤寒好后虚，因食辛热患双眴⑦。

红肿必须镰睑内，生犀饮子最能驱。

次服决明丸半剂，免教白眼肿且瘀。

未宜点眼缘何事，却恐生疮败黑珠。

---

① 瞒：通"满"，充满；布满。

② 未易除：《龙木论》卷三作"钩除易"，义胜。

③ 治不难：《龙木论》卷三作"即稍难"，义胜。

④ 龟：原作"黾"，据文义和医理改。

⑤ 摩应：《普济方》作"磨隐"，义胜。

⑥ 出：《龙木论》卷四作"针"，义长。

⑦ 眴：当为"眴"之误。眴（kōu），眼睛深凹。

六　黑翳如珠外障歌

黑翳珠排黑水间①，医工会者始知难。

若用点药反为害，凉肝丸散即能安。

不用强看将手擘，恐因手重出青涎。

庸医轻剌或轻拨，要见三光实实难。

七　鸡冠蚬肉外障歌

眼中生翳似鸡冠，疗者应须畨②出看。

蚬肉或青或赤黑，必须割烙始能瘥。

要除风热凭汤散，又要曾青点病源。

若要根本求瘥愈，志心多服决明丸。

八　漏睛脓出外障歌

眼目缘何患漏睛，只因风热睑中停。

眦头结聚为脓汁，或流涎水色枯青。

虽然不痛兼无翳，渐攻疮大不安宁。

黄芪象胆丸和散，眼安芦荟作膏蒸。

若待眼痛始调治，乌珠忽落徒心惊。

九　蟹睛疼痛外障歌

忽然豆粒出乌珠，蟹眼因此作号呼。

此状必因疼痛极，若生云翳最难除。

钩烙针镰皆莫用，点诸疼药败须臾。

只用凉药兼宜补，决明丸散大相宜。

肝中热退病消散，针灸涂摩总不须。

---

① 黑水间：谓黑睛与瞳仁之间。

② 畨：同"番"，翻。《字鉴》卷一："番，俗作畨。"

十　鹘眼凝睛外障歌

五轮目硬转回难，鹘眼凝睛是本形。
欲知根深①何处起，脑中风热脏中蒸。
防风羌活散风邪，川芎熟地始舒筋。

十一　辘轳转睛外障歌

上睑藏中下睑藏，目珠不肯定中央。
开合恰似辘轳转，圣者留言难改张。
大人初起灸风池，小儿得之永为殃。

十二　被物撞破外障歌

非理因遭撞破伤，不任疼痛堪乖张。
瞳人被振全昏浊，恶血仍流在眼眶。
欲疗只须镰睑血，地黄绵裹密封藏。
除风压热凉汤饮，免使他患作祸殃。

十三　血灌瞳人外障歌

眼因射刺五轮亏，疼痛眶中若受锥。
好眼卧将安着枕，便流恶血隔光辉。
可怜清净无瑕翳，沉没明珠甚可危。
必用破血活血药，却教恶血本乡归。

十四　眯目飞尘外障歌

眯目诸尘物，飞扬并溅来。
贴睛粘定后，疼痛隐难开。
线裹针尖出，目珠得畅怀。
若还生翳膜，龙胆却能回。

---

① 深：《普济方》作"源"，义长。

十五　天行赤眼外障歌

忽然赤疼肿相并，天行赤眼是为名。

厉行热气相传染，体性随人有重轻。

秦皮汤洗吞丸药，不须钩烙恐伤睛。

若将痛药强为点，损败神光实可惊。

医疗之门何最稳，多餐凉药得平平。

十六　胎风赤烂外障歌

襁褓①双眸眦尽红，医人欲识号胎风。

婴儿乳母吞诸热，风毒潜入五脏中。

痒发手揉能②禁制，外风因便得侵冲。

良医先用通丸散，次用蕤仁眶内攻。

服药临时随冷热，披镰瘀血断根踪。

不然久后为何状，倒睫拳毛一世中。

十七　冲风泪出外障歌

风冲泪出血还流，每到三冬泪不收。

倾侧泪堂通肺脏，细辛丸散断根由。

雄黄五味迎风点，铜箸炎烧烙眦头。

十八　眼痒极难忍心外障歌

时时睛痒极难忍，此病根由谁与寻。

瞳子气连清净府，遭他风热上来侵。

也须阳白将针刺，汤用乌蛇病自轻。

十九　瞳人干缺外障歌

犯此症者，养气凝神、静坐忘言、心平气和者，十中曾愈

---

①　襁褓（qiǎngbǎo抢宝）：本指背负婴儿用的宽带和包裹婴儿的被子，后用以指代婴儿。

②　能：《普济方》作"难"，义长。

二三人而已。

　　　　瞳人干缺水金①无，或黑或白作形模。

　　　　白即脑脂来闭塞，黑即其中本是虚。

　　　　此状必因疼痛后，胆家风热作劳劬②。

　　　　名医拱手无方救，堪叹长年暗室居。

二十　小儿瘢疮入眼外障歌

　　　　夫为人子一生身，须患瘢疮不可论。

　　　　热气透肝冲上睑，难开肿硬更羞明。

　　　　眼疼翳出如银白，不必强将两手亲。

　　　　却恐叫啼伤破后，顺时保护要殷勤。

　　　　秦皮煎水频频洗，服药月余自有灵。

　　　　病者若能依此诀，遗③君终老眼分明。

二十一　小儿眼中生赘外障歌

　　　　小儿眼睑赘虽稀，医者不可不先知。

　　　　初时小如麻子大，日深渐长豆珠垂。

　　　　必须割烙流瘀血，斟量汤丸宜三思。

　　　　若逢高贵娇儿女，点药还须得妙奇。

二十二　小儿青盲外障歌

　　　　胎中受得邪风气，五脏相遭各有名。

　　　　痰涎呕吐皆黄汁，神彩时时只欲惊。

　　　　此病何药能为料，犀角牛黄有奇灵。

二十三　小儿疳眼外障歌

　　　　小儿疳眼自何来，脑热肝风起祸胎。

---

①　金：疑为"全"字之误。

②　劳劬（qú 渠）：劳累；劳苦。

③　遗（wèi 未）：赠送。

或因泻痢从中上，雀目多时亦是媒。

初患时时闲①痒涩，病深生翳肿难开。

手捋头发兼揉鼻，怕见光明头不抬。

计拙便将头面灸，枉遭疼痛实堪哀。

庸医不解轻轻点，刺着疮痕疼不谐。

欲要痊瘥求何道，服药如风卷雾开。

小儿外②障歌，至此终。

针 灸 经

记其穴虽止三十有一③，而治目退翳之方大备矣。

神庭一穴，在鼻舌④直入发际五分，督脉、足太阳、阳明三脉之会，治头风目眩，鼻出清涕不止，目泪出，可灸二七壮止。

岐伯曰：凡欲疗风，勿令灸多，缘风性轻，多即伤，宜灸七壮，至三七壮止，禁不可针，针即发狂。忌生冷，酒面，猪肉，动风物。

上星一穴，在鼻直上入发际一寸陷⑤中。督脉气所发，治头风目眩，睛痛不能远视，以细三棱针刺之，即宣泄诸阳热气，无令上冲头目，可灸七壮，不宜多灸。若频灸，即拔气上，令目不明，忌如前法。

囟会一穴，在上星后一寸陷中，可容豆许。督脉气所发⑥，

---

① 闲：《龙木论》卷六作"闲"，义胜。
② 外：原误作"内"，据文义改。
③ 三十有一：下文共记三十穴，非三十一穴。
④ 舌：《针灸资生经》卷一无此字，疑为衍文。
⑤ 陷：原误作"胸"，据医理改。
⑥ 发：原脱，据上文"督脉气所发"和《甲乙经》卷三补。

治目眩，可灸二十七壮至七七壮。初灸即不痛，病去即痛，痛则罢灸。针入二分，留三呼，得风①即泻。针讫，以末盐生麻油相和，揩发根下，头风永除。若八岁以下，即不得针。忌如前。

前顶一穴，在囟会后一寸五分陷中，督脉气②所发，疗头风目眩，针入一分，可灸三壮，至七壮即止，其忌法如前。

百会一穴，一名三阳五会，在前顶后一寸五分顶中央旋毛中，可容豆。督脉足太阳交会于巅上，针入二分，得气即泻，可灸七壮，至十七壮即止。唐秦鸣鹤刺微出血，头痛立愈。凡灸头顶，不得过七七壮，缘巅顶皮肤浅薄，灸不宜多。

后顶一穴，一名交冲，在百会后一寸五分枕骨上。督脉气③所④发，治目眩，头偏痛，可灸五壮，针入二分。

强间一穴，一名大羽，在后顶后一寸五分。督脉气所发，治头旋目运，疼痛不可忍，可灸七壮，针入二分。

玉枕二穴，在络⑤却后一寸五分，挟脑户傍一寸三分，起肉枕骨，入发际三寸，足太阳脉气所发，治目痛不能视，脑风疼痛不可忍者，可灸三壮。

天柱二穴，侠项后发际大筋外廉陷中，足太阳脉气所发，治目眩瞑，头旋脑后痛，针入五分，得气即泻，立愈。

临泣二穴，在目上直入发际五分陷中，足太阳、少阳之会，治目生白翳多泪，针入三分，留七呼，得气即泻，忌如前法。

---

① 风：《龙木论》卷八作"气"，义长。
② 气：原脱，据《甲乙经》卷三补。
③ 气：原脱，据《甲乙经》卷三补。
④ 所：此字下原衍"督"字。据文义删。
⑤ 络：原作"落"，据穴名改。

脑空二穴，一名颞颥，在承灵后一寸五分，挟玉枕骨下陷中，足少阳、阳维之会，治脑风头痛不可忍，目瞑，针入五分，得气即泻，可灸三壮。魏公苦患头风，发即心闷目眩，华佗当针立愈。忌如前。

风池二穴，在颞颥后发际陷中，足少阳、阳维之会，治目眩头痛，目泪出，目内眦赤疼，目不明，针入七分，留七呼，可灸七壮。

龈①交一穴，在唇内齿上龈缝筋中，治目泪出眵汁，肉②眦赤痒痛，生白③肤翳，针入三分，可灸三壮。

睛明二穴，一名泪孔，在目内眦，手足太阳少阳阳明五脉之会，治攀睛翳膜覆肿，恶风泪出，目内眦痒痛。小儿雀目、疳眼，大人气眼冷泪，昧目视物不明，大眦胬肉侵睛，针入一寸五分，留三呼，禁不可灸，雀目者宜速灸留睛④，然后速出针。忌如前。

巨髎二穴，挟⑤鼻孔傍一作旁八分，直目瞳子，跷脉足阳明之会。治青盲，目无所见，远视䀮䀮、白翳覆瞳子面，针入三分，得气即泻，灸亦良，可灸三壮⑥。

丝竹空二穴，一名目髎，在眉后陷中。足少阳脉气所发⑦，禁不可灸，不幸使人目小，又令人目无所见。治目眩头痛，目

---

① 龈（yín 银）：原文作"断"，《素问·气穴论》作"断"。"断"同"龈"。据改。下文"龈缝"亦同。

② 肉：疑为"内"字之误。

③ 白：原脱，据《普济方》卷四一四补。

④ 睛：《龙木论》卷八作"针"，义长。

⑤ 挟：原误作"陕"字。据文义改。

⑥ 壮：原误作"状"。古人以燃艾一炷谓之一壮。据文义改。

⑦ 发：原脱，据《甲乙经》卷三补。

赤，视物眩眩，眼睫拳倒，针入三分，留三呼，宜泻不宜补。

瞳子髎二穴，在目外眦五分，手太阳、足少阳之会，治青盲，目无所视，远视𥆨𥆨，目中肤翳白膜，头痛，目外眦赤痛，可灸三壮，针入三分。

筋缩一穴，在第九椎①节下间，俯而取之，督脉气所发，治目转上垂，可灸三壮，针入五分。

风门二穴，一名热府，在第二椎下，两傍相去各一寸五分，督脉、足太阳之会，治目瞑风劳，针入五分，留七呼，可灸五壮。

肝腧二穴，在第九椎下，两旁②相去各一寸五分。治目上视，目眩，头痛，目茫茫，生白翳。针入三分，留六呼，可灸三壮。

太渊二穴，在手掌后陷中，手太阴经脉所注也，为腧。治目生白翳，眼眦赤筋③，可灸三壮，针入二分。

商阳二穴，金也，一名绝阳，在手大指、次指内侧，去爪甲角如韭叶，手阳明脉之所出也。治目青盲，可灸三壮，右取左，左取右，如食顷立已，针入一分，留一呼。

合谷二穴，一名虎口，在手大指、次指岐骨间陷中，手阳明脉之所过也。治目视不明、头痛，针入三分，留六呼，可灸三壮。若妇人妊娠，不可刺者，恐损胎。

少泽二穴，金也，一名小吉，在手小指之端，去爪甲下一分陷中，手太阳脉之所出也，为井。治目生肤翳覆瞳子，可灸一壮，针入一分。

---

① 椎：原作“权”，形近而误。下文“椎”，亦同。
② 旁：原误作“榜”，据《灵枢·背腧》改。
③ 筋：原脱，据《普济方》卷四一六补。

前谷二穴，水也，在手小指外侧本节之前陷中，手太阳脉之所注也，为荣①。治目生白翳，可灸一壮，针入三分。

后溪二穴，木也，在小手指外侧本节后陷中，手太阳脉之所注也，为腧。治目赤生膜翳，可灸一壮，针入一分。

腕骨二穴，在手外②侧腕前起骨下陷中，手太阳脉之所过也，为原。治目冷泪，生翳膜、头痛。可灸三壮，针入二分，留三呼。

至阴二穴，金也，在足小指外侧，去爪甲角如韭叶，足太阳脉之所出也，为井。治目生翳，针入二分，可灸三壮。

束骨二穴，木也，在足小指外侧③本节后陷中，足太阳脉之所注也，为腧。治目眩，项不可回顾，目内眦赤烂。可灸三壮，针入三分。

京骨二穴，在足外侧大骨下，赤白肉际陷中，足太阳脉之所过也，为原。治目内眦赤烂，目眩，针入三分，可灸七壮。

推人神所在法

一日足大指，二日外踝，三日股肉，四日腰，五日口舌悬雍，六日足小指，七日内踝，八日足腕，九日尻，十日背腰④，十一日鼻柱，十二日发际，十三日牙齿，十四日胃腕⑤，十五日遍身，十六日胸乳，十七日气冲，十八日腹内，十九日足跌，二十日膝下，二十一日手小指，二十二日肚腹，二十三日肝腧，

---

① 荥：原作"荣"，据穴位改。
② 外：原脱，据医理补。
③ 外侧：原脱，据《普济方》卷四一六补。
④ 腰：原误作"膜"，据《千金要方·针灸》《龙木论》改。
⑤ 腕：通"腕"。

二十四日手阳明、两腰，二十五日足阳明，二十六日手足，二十七日膝，二十八日阴，二十九日膝颈①颢颢，三十日关元下至足。

以上人神所在之日，禁忌针灸。若遇疾急，不拘。

推逐时人神所在

子时在踝，丑时在头，寅时在耳，卯时在面，辰时在头，巳时在乳，午时在胸，未时在腹，申时在心，酉时在背，戌时在腰，亥时在股。

---

① 颈：《千金要方·针灸》作"胫"，义胜。

卷之四

简易便民方

赵公瑶曰：方以简易名者，简则易从，易则易知之义也。易则见，无地不有其药材。简则无一物不可以供用，即金木水火土、飞潜动植之类，又无一不可以养生而攻疾病也。人之目疾不一，其患治法亦不一，其方大抵必滋阴降火为本。十二经精华皆上注于目，目为纯阳。何以验之？隆冬严寒之际，身着重裘，手足皆不离炉火，尚多畏寒，从未有目畏寒，用火以解其寒者，故目病多由火盛。倘止知用黄柏、知母苦寒之味，以降颠顶之火，不虑过服苦寒之剂，损伤脾胃中气，饮食日益减，肌肉日益削，神色日益脱，以致大便不固，诸病皆作，危机乘之，可不为寒心哉。

王好古曰：四时总以芍药为脾剂，苍术为胃剂，柴胡为时剂。凡用大寒大热之味，必加甘草以调和之，惟中满不用甘草①。

李时珍曰：春宜加辛温之味，薄荷、荆芥是也。夏宜加辛热之味，香薷、生姜是也。长夏宜加甘苦辛温之味，人参、白术、黄柏是也。秋宜加酸温之味，芍药、乌梅是也。冬宜加苦寒之味，黄芩、知母是也。所谓养天和、顺时气者，此也。或春得秋病，夏得冬病，用药之权宜，又存乎神而明之者。治目之方，丸散中皆不可少甘菊、神曲、槟榔者，何也。菊清头目，

---

① 草：原脱，据上文"必加甘草以调和之"补。

神曲收敛平和肝气，槟榔降至高之气故也。人偶有目疾，非大便十分燥结，断不可轻用苦寒之剂，惟服六味地黄丸，加甘菊上清头目，车前引导浊气下行，可也。即有红筋白膜渐生目内，必细观发源于何经络，泻其有余，补其不足，气血自然平和，障翳自然退去，万不可误用刀针，以致无益反害。

考历代名医、神医、仙医、圣医，各有经验良方，寿世活人奇方。非得异人之秘传，必洞窥造化之至理，晓测阴阳之大道，因病用药，按症立方。未立方之先，必熟察病症，虚实、寒热、补泻、针灸、汗吐，各有所宜之方，庶千方千效，百方百效。彦①云"千方易得，一效难求"之说，非讥古圣昔贤立方之不善，刺时人既不得至人之秘传，又愚好自用，妄增臆见。或病本宜温补也，反清凉下泻之。去病必宜针刺吐泻也，反谓药饵可渐成除。其心未必尽私，其论未必尽不善。不知一病有一定良方，如方形易之为圆象，则失其本质也。即如目之内障，不针必不能愈也。胬肉不剪割，云膜不点，必不能翳尽根除也。目之痛肿，不清凉吐泻，痛肿不能渐减也。目之昏花，非气血兼补，不能日增光明也。针后不静坐，多言，翳必浮起，虽见，难免蝇飞花舞之状也。瞳子紧细，不除胆经之热，不滋阴养血，不能瞽而复明。瞳子散大，徒用磁珠五味收敛耗散之气，不静养，不调和肝气，血不归经，肝不纳血，瞳子终不能收小。审如是，乃知一病自有一方，百病自有百方。若将此方移治彼症，必不效。何也，方同而病异也。盖方如方形，必不可强令之圆，犹圆器必不可强令之方。知乎此，始可与论方。

---

① 彦：通"谚"。谚，谚语。

治目第一方

夜省读书一，减思虑二，专内视三，简外观四，旦晚起五，夜早眠六。

生姜洗净，磁器、铜器内捣汁，点暴赤眼效，宁少毋多。

芙蓉叶，鸡子清，调贴太阳穴，治小儿赤目。

人虱取血，点拳毛倒睫，拳毛渐出。

青布放锅内饭上蒸热，熨目眶上，止天行时眼病。

川山甲，烧烟熏鼻，闻其气，治目久拳毛倒睫渐外向。

雄鸡冠血，点目泪不止。

眼忽见异样禽兽者，肝伏火也。用桐花同酸枣仁、羌活、玄明粉煎服，立愈。

鳝血合白土敷太阳，治小儿目不明。血调水粉，亦可。

猪血点痘疮入目。

雄瓦雀①屎，同冰片、人乳汁，点血贯瞳仁，胬肉扳睛②。

兔子屎，同蝉蜕为末，蜜调服，去小儿目中红白翳，神效。

白羊骨髓风干，同冰片点目翳。

熊胆、象胆、犬胆、猪胆风干，合人乳化开，具可点去红白翳。

五灵脂、猪肝、海螵硝、木贼四味为末，蜜丸，酒送下，治血贯瞳仁、赤缕穿睛、青白翳，神效。

柏叶上露、菖蒲上露、菊花叶上露，合人乳蒸热洗目，消内外翳障。服之，又可治痨。

①　瓦雀：麻雀的别名。因其栖宿檐瓦之间，故称。
②　扳睛：同"攀"。谓胬肉长及目睛。

古文钱，合黄连煎水，洗目熏目，去翳止痛。

鸡冠花、红花等分，加大黄少许，煎汤，熏目止痛，服之亦佳。

青黛、使君子肉、山楂、鸡肝、石榴皮等分，为末，滚水调服，治小儿疳眼疳积。

腊月雪，磁罐藏阴地，洗暴发赤肿目，注目久视雪水，其痛立止。无雪水，久视井水亦可。如痛不减，是风火内闭故也，多服姜葱酒令大汗，又用热浓茶置小瓶中，将目对瓶口熏之，其痛立止。

五月五日午时，艾叶熏洗，去目中翳。同姜炒热，熨太阳穴，立止头痛。

白墡土、铜青等分，为末，煎水洗目，治拳毛倒入。

东壁向阳土数十年者，日精月华聚焉，取为细末，点目去翳，神效。必合冰片、硼砂些须，始不觉痛。

金簪放艾火上熏热，烙烂眼弦数十度，渐瘥。

珠玉、玛瑙、琥珀、宝石熨目，则眼目光明。

雄黄扇坠熨目，治风眼烂弦，神奇。

石蟹，合冰、硼、麝研细点目，化内外翳障，假者害人。

盐炒干擦齿，口中吐出之水洗目，固齿退翳。

甘草汤　洗初生小儿目闭。

麻黄根、木贼、当归等分，煎汤洗服，除内外障翳。

生、熟地，车前子，三味煎洗，消眼中赤瘀。

谷精草、绿豆皮、刀豆子等分，为末，蜜丸，治班疮入眼。

蘁菜作酸食，和肝气，治目肿痛。根叶捣烂，热熨眼眶上，消胬肉，出拳毛。

马齿苋煮熟捣烂，熨目眶，消赤丝白膜。煮餐，亦佳。

冰片、海漂硝点云膜，功高无比。

黄柏合人乳浸汁洗，治小儿赤目，隐涩难开。大人目中红筋，再服松子仁、龙眼汤，更佳。

槐花、浮萍浸烧酒，止头疼，去红白翳障。

贝母煎水洗目，去翳止痛。竹叶露银器内热，洗目明目。

当归、人参煎服，治内虚，目乍失明。菖蒲露洗风火眼，神效。

生地煮，热气熏目，止暴赤目病。熟地汁频服，令目光明。九月半开黄菊、白菊，捣汁合酒服，清心明目。

草决、明粉、车前子合蜜，作糕食，除诸般目疾。

远志、甘草，水浸一宿，去心为细粉，吹鼻，止头风痛，又治羞明，去赤膜。若吹数次不愈者，用茱萸煎水洗后头发①，其痛立止。能饮者，甘菊酿酒，作茶吃亦佳。

麦芒入眼，新布覆目上，持蛴螬虫从布上摩之，芒即出。

蛇蜕，用甘草水洗浸片时，麻油炙枯黄色，合绿豆皮作丸、散服，治小儿班②疮、风火眼，神效。

夜明沙、猪肝等分为末，蜜水调服，治青盲雀目，神效。

五灵脂，用酒洗净，炒③，同海螵蛸等分为末，蜜丸，治血贯瞳仁、白膜遮睛者，二味皆活血通经之药也。

斑鸠性喜食半夏，捕得，用醋炒食之，能收瞳子散大，神效。

白狗胆，合龙骨少许，点眼漏孔内，其管自化，其脓水自干。

熟热羊肉贴眼眶上，治撞伤眼目，消除瘀血，立止疼痛。

时以童便洗暴发火眼，立消肿痛。

---

① 后头发：疑为"头发后"之误倒。
② 班疮：瘢疮。班，通"瘢"。
③ 炒：原作"砂"，据药物炮制方法改。

牛脑髓，合川芎、白芷酒煮饮，一醉汗出，头风即止，目即明，神效。

驴脂和细盐少许，点目中瘜肉。瘜肉，即胬肉之类而薄者也。

虎睛汁，合海螵蛸放细磁器内，向日晒干，点目中云翳，如风卷残云。

象胆，合硼砂、冰片、麝香置磁器中阴干，内障用针拨后，障翳不尽者，点之止痛，亦能消除初起内障。

麝香、皂角末，合炒盐，以布包熨痛处，立止头疼。

兔肝、兔屎为末，蜜丸，治大人青盲、小儿痘疮入眼。

刺猬皮，同枣树刺、白芷、青黛等分为末，吹鼻，拳毛即外出，不为目害。

猬胆，点痘后风眼数次，立愈。

小便热洗，暴发火眼肿痛立减。

口津唾，一名神水，又名金浆。目痛肿，生云膜，在三更时以口津涎搽洗目，大增光明。

治目卒痒、目痛，用黄连、乳汁浸点眦中，止痒定痛。

治物落眼中不出，好墨清水研，铜箸点之，即出。

五加皮、甘菊酿酒①，目可终身无病。

鹅不食草，嗜鼻塞耳贴目，去翳神效。

苋菜子及马齿苋子，布袋盛水煮，熨目眶上，止目病，去目翳。

蛴螬虫捣汁，去目中红白翳，必用细绢滤净渣，汁方可。

乌骨鸡胆点目，去沙尘及飞丝入目。

---

① 酒：此下疑脱"饮"字。

子和曰：余尝病目赤，或肿或翳，作止无时，偶至新息帅府，百余日羞明隐涩，肿痛不已。忽眼科姜仲安云：宜刺上星至百会，速以铍针刺四、五十刺，攒竹穴、丝竹空穴上兼眉际二十刺，及鼻两孔内，以草茎弹子①出血，如前约半合许，来日愈大半，三日平复如初。

治眼痛睛欲出者，须八关大刺十指间。出血，须十指缝。《心》

眼暴赤肿，神庭、内庭②、囟门、前顶、百会各出血，立愈。

眼眶肿，二间，行间。

眼疼不可忍，风池、合谷立愈。

眼红肿，羞明怕日并昏，睛明斜飞向鼻，不可直针，忌灸、童子窌针入一分，沿皮内透鱼腰、太阳眦脉上，三棱针出血。

眼痒痛，光明、第五各泻之、行间。

羞明怕日，攒竹、合谷灸、小骨空灸如前、二间。

风眼卒生翳膜疼痛，中指本节尖上灸③三壮，小麦大，左灸右，右灸左。

诸障，睛明、四白在珠下一分、太阳、百会、商阳、历兑、光明各出血，合谷、三里、命门、肝腧、光明各灸之。

眼赤肿疼痛，阳谷一分泻之，灸、至阴。

内眦赤肿，目流流④无所见，眦痒痛，淫肤白翳，睛明主之。目眮眮赤痛，天柱主之。目痛泣出，甚者如脱，前谷主之。眼痛，下廉主之。白膜覆珠子无所见，解溪主之。青盲无所见，

---

① 子：《儒门事亲》卷一作"之"，义胜。
② 内庭，原作"土庭"，据《医学纲目》改。
③ 灸：原误作"后"字，据《医学纲目》改。
④ 流流：疑是"眮眮"之误。

远视䀮䀮，目中淫肤，白膜覆瞳子，目窗主之。目痛口僻、戾目不明，四白主之。目痛引眦，少腹偏痛，呕瘘疭①，视昏嗜卧，照海②主之。泻左阴跻，取足左少阴，气在横骨上。目中白翳，然谷取之。目视不明，振寒，目翳，瞳子不见，腰两胁③痛，脚酸转筋，丘墟主之。目赤目黄，颧窌主之。目眩无所见，偏头痛引目外眦张急，颔厌主之。目中痛不能视，上星主之。先取譩嘻，后取天牖、风池。目痛不明，龈交主之。

眼痛久不愈，鱼际灸七壮。

五秀重明丸 治眼翳膜遮睛，隐涩昏花，常服清利头目。

甘菊花开头，五百个　荆芥五百穗　木贼去节，五百节　楮实五百枚　川椒开口者，五百粒

上为细末，炼蜜为丸如弹子大，每服一丸，细嚼，时时咽下，食后嚼化无时，临卧忌酒热、面热等物。此方无热者宜之。

翳膜者，风热重则有之。或瘢入眼，此肝气盛而发在表也。翳膜已生在表明矣，宜发散而去之。若反疏利，则邪气内搐④，为翳益深。邪气未定，谓之热翳而浮。邪气已定，谓之冰翳而沉。邪气牢而深者，谓之陷翳。当以焮发之物，使其邪气再动，翳膜乃浮。佐之以退翳之药，而能自去也。病久者不能速效，宜以岁月渐除之。

治冰翳久不去者，羚羊角散。

羚羊角　升麻　细辛各等分　甘草半钱

---

① 呕瘘疭：《甲乙经》卷七作"背伛瘘疭"，义长。
② 海：原脱，据《甲乙经》卷七补。
③ 胁：原误作"痛"，据《甲乙经》卷七改。
④ 搐：通"蓄"。蓄，蓄积。

上为末，一半炼蜜为丸，每服五七十丸，用一半为散，以泔水煎吞，丸子食后服。

补阳汤 治阳不胜其阴，乃阴盛阳虚，则九窍不通，令青白翳见如①大眦，乃足太阳、少阴经中，郁遏足厥阴肝经，气不得上通于目，故青白翳内阻也。当于太阳、少阴经中，九原之下，以益肝中阳气，冲天上行。此当先补其阳，后于足太阳、少阴标中，泻足厥阴肝经阴火，乃次治也。《内经》曰：阴盛阳虚，则当先补其阳，后泻其阴，此治法是也。每日清晨，以腹中无宿食，服补阳汤，临卧，服泻阴丸。若天色变，大寒大风，并大劳役，预日饮食不调，精神不足，或气弱，俱不得服。候体气和平，天气如常服之。先补其阳，使阳气上升，通于肝经之末，利空窍于眼目矣。

羌活 独活 当归身去芦头，用稍截，酒洗焙干 甘草稍 人参去芦 熟地黄 黄芪 白术各一两 泽泻 陈皮去白。各一两 生地黄炒，二钱 白茯苓去皮 知母炒黄色。各五钱 柴胡去苗，二两 防风去芦，半两 白芍药十两 肉桂去皮，一钱

上共为粗末，每服半两，水二大盏，煎至一盏，去渣，温服，空心，使药力行尽方许食。

益气聪明汤 治饮食不节，劳伤形体，脾胃不足，内障耳鸣，或多年视物昏暗，令目广大。久服无内障、耳鸣、耳聋之患，又令精神倍常，饮食增倍，身轻体健，耳目聪明。

黄芪半两 甘草根炙，六钱 人参半两 升麻根三钱 葛根三钱 蔓荆子一钱半 白芍药一钱 黄柏一钱，酒洗四次，炒黄色

以上诸味，或为丸散皆可。

---

① 如：疑为"于"字之误。

熟地黄丸 治血弱气虚，不能养心，致火旺于阴分，瞳子散大。少阴为火，君主无为，不行其令，相火代之，与心包络之脉出心系，分为三道。少阳相火之体无形，其用在其中矣。火盛则能令母实，乙木肝旺是也。其心之脉挟目系，肝之脉连目系。况手足阴①阳之脉同出耳中，至耳上角斜起，终于目外小眦。风热之盛，亦从此道来，上攻头目，致偏头肿闷，瞳子散大，视物昏花，血气虚也。法当养血、凉血、益血、收火、散火，而除风热，则愈矣。

熟地一两　当归酒洗，五钱　柴胡去苗，八钱　天门冬去心，焙，三钱　人参去芦，二钱　甘草灸，二钱　地骨皮三钱　黄芩半两　枳壳炒，二钱　五味子三钱　生地黄七钱半，酒浸，焙　黄连二钱

上为细末，炼蜜丸，如绿豆大。每服一百丸，茶汤送下。食后，日二服，制之缓也。大忌辛辣物而助火邪，及食寒冷物损其胃气，壅不上行也。又一论云：瞳子黑眼法于阴，由食辛热之物助火，乘于胸中，其睛故散，则视物亦大也。

冲和养胃汤 治内障初起，视觉微昏，空中有黑花，神水变淡绿色。次则视物成二，神水变淡白色。久则不睹，神水变纯白色。

柴胡七钱　人参　当归酒浸　炙甘草　白术　升麻　葛根各一两　黄芪　羌活各一两半　白芍药六钱　防风五钱　白茯苓三钱　五味子二钱　干生姜一钱

上㕮咀，每服六钱，水三盏，煎至二盏，入黄芩、黄连汤二钱，再煎至一盏，去滓，稍热食后服。

上方因肝木不平，内挟心火，故以柴胡平肝，人参开心，

---

① 阴：恐是"少"字之误。

黄连泻心火为君。酒制当归荣百脉，五味敛百脉之沸，心包络主血，白芍药顺血脉，散恶血为臣。白茯苓泻膀胱之湿，羌活清利小肠之邪，甘草补三焦，防风升胆之降为佐[①]。阴阳皆总于脾肾，黄芪补脾胃，白术健脾胃，升麻、葛根行脾胃之经，黄芩退壮火，干生姜入壮火为导为使。此方逆攻从顺，异正俱备。

益气聪明汤 治症同上，并治耳聋、耳鸣。

黄芪 人参各一钱二分半 升麻七钱半 葛根三钱 蔓荆子一钱半 芍药 黄檗酒炒。各一钱 炙甘草半钱

每服四钱，水二盏，煎至一盏，去渣，临睡热服，五更再煎服。上方以黄芪、人参之甘温治虚劳，为君。甘草之甘平，承接和协，升麻之苦平微寒，行手阳明、足阳明、足太阴之经，为臣。葛根之甘平，蔓荆子之辛温，皆能升发，为佐。芍药之酸微寒，补中焦，顺血脉，黄檗之苦寒，治肾水膀胱之不足，为使。酒制又炒者，因热用也。或有热，可渐加黄檗，春夏加之，盛暑倍加之，加多则不效，脾胃虚者去之。热倍此者，泻热黄连汤主之。

《千金》磁朱丸 治神水宽大渐散，昏如雾露中行，渐睹空中有黑花，渐睹物成二体，久则光不收，及内障神水淡绿色、淡白色者。

磁石吸针者佳 辰砂 神曲

先以磁石置巨火中煅、醋淬七次，晒干，另研极细二两，辰砂另研极细一两，生神曲末三两，与前药和匀，更以神曲末

---

① 佐：原误作"优"，据《证治准绳·类方》改。下同。

一两，水和作饼，煮浮为度，搜①入前药，炼蜜为丸，如梧桐子大。每服十丸，加至三十丸，空心饭汤下。

上方以磁石辛咸寒，镇坠肾经为君，令神水不外移也。辰砂微甘，镇坠心经，为臣。肝其母，此子能令母实也，肝实则目明。神曲辛温甘，化脾胃中宿食，为佐。生用者，发其生气；熟用者，敛其暴气也。服药后，俯视不见，仰视渐睹星月者，此其效也。亦治心火乘金，水衰反制之病。久病累发者，服之则永不更作。空心服此，午前更以石斛夜光丸主之。

按②：此方磁石法水入肾，朱砂法火入心，而神曲专入脾胃，乃道家黄婆媒合婴姹之理。倪生释之，为费词矣。或加沉香半两，升降水火为佳。

石斛夜光丸 治症同上。

天门冬焙 人参 茯苓各二两 麦门冬 熟地黄 生地黄各一两 菟丝子酒浸 甘菊花 草决明 杏仁去皮尖 干山药 枸杞子 牛膝酒浸。各七钱半 五味子 蒺藜 石斛 苁蓉 川芎 炙甘草 枳壳麸炒 青葙子 防风 黄连 乌犀角镑③ 羚羊角镑。各半两

上为细末，炼蜜丸，如桐子大。每服三五十丸，温酒、盐汤任下。

上方羡补药也。补上治下，利以缓，利以久，不利以速也。故君以天门冬、人参、菟丝子之通肾安神，强阴填精也。臣以五味子、麦门冬、杏仁、茯苓、枸杞子、牛膝、生熟地黄之敛气除湿，凉血补血也。佐以甘菊花、蒺藜、石斛、肉苁蓉、川

---

① 搜：同"溲"。拌和。
② 按：原作"接"，据文义改。
③ 镑：刮削。

芎、甘草、枳壳、山药、青葙子之治风疗虚，益气祛毒也。使以防风、黄连、草决明、羚羊角、生乌犀之散滞，解结明目也。阴弱不能配阳之病，并宜服之，此从则顺之治法也。

羚羊角汤 治青风内障，劳倦加昏重，头旋脑痛，眼内痛涩者。

羚羊角　人参　玄参　地骨皮　羌活各一两　车前子一两半

上为末，以水一盏，散一钱，煎至五分，食后去滓①温服。

娄全善云：此方并后羚羊角散、补肝散、羚羊角饮子，皆以羚羊角、玄参、细辛、羌活、防风、车前子为君，盖羚羊角行厥阴经药也。丹溪云：羚羊角入厥阴经甚捷，是也。玄参、细辛，行少阴经药也。丹溪云：羚羊角，入厥阴经甚捷，是也。玄参、细辛，行少阴经药也。海藏云：玄参治空中氤氲之气，无根之火，为圣药也。羌活、防风、车前子，行太阳经药也。如筋脉枯涩者，诸方中更加夏枯草，能散结气，有补养厥阴血脉之功，尝试之有验。然此诸方，又当悟邪之所在。若气脱者，必与参膏相半服之。气虚者，必与东垣补胃人参汤、益气聪明汤之类相半服之。血虚者，必与地黄丸之类相兼服之。更能内观静守，不干尘累，使阴气平伏，方许作效。

还睛散 治眼翳膜，昏涩泪出，瘀血胬肉攀睛。

川芎　草龙胆　草决明　石决明　荆芥　枳实　野菊花　野麻子　白茯苓去皮　炙甘草　木贼　白蒺藜　川椒炒，去子　仙灵脾　茵陈各半两

上为细末，每服二钱，食后茶清调下，日三服。忌杂鱼肉及热面、荞麦等物。一方有楮实子，无仙灵脾、茵陈、枳实

---

① 滓：原作"泽"，据医理改。

三味。

芦荟丸　治黑水凝翳内障，不痛不痒，微有头旋，脉涩者。

芦荟　甘草各二钱半　柏子仁　细辛各一两　人参　牛胆各半两　羚羊角二两，蜜炙

上为末，炼蜜丸，如桐子大。空心茶清下十丸。

大黄泻肝散　治乌风。

郁李仁　荆芥各二钱半　甘草　大黄各五钱

上水煎，食后服。

补肝散　治圆翳内障。

熟地黄　白茯苓　白菊花　细辛　甘草　白芍药　柏子仁　防风　北柴胡各等分

上水煎，食后服，丸散皆可。

八味还睛散　治散翳内障。

蒺藜炒　防风　甘草炙　木贼　栀子各四钱　草决明八钱　青葙子炒　蝉蜕各二钱

上为末，每服二钱，麦门冬汤调，食后服。

罗汉应梦丸　治内障，及因病赤眼，食咸物而得者。

夜明沙净　当归　蝉蜕洗　木贼去节。各等分

上为末，用羯羊子肝四两，水煮烂，捣如泥，入前药末捣和，丸如桐子大。每服五十丸，食后熟水下，百日眼如故。昔日徐道亨奉母至孝，患眼食蟹，遂内障，暗诵《般若经》，与市得钱米，既侍母，忽一夕梦罗汉授此方，服，眼得复明。

还睛丸　治眼目昏翳。

蝉蜕　苍术　川芎　熟地黄　蒺藜炒。各一两　羌活　防风　茺蔚子　木贼　白菊花　荆芥　蔓荆子　杏仁　菟丝子酒煮，焙　石决明煅　蛇皮酒浸，洗净，焙。各五钱

上为末，炼蜜丸如弹子大，每服一丸，细嚼，薄茶①下。

五退还光丸　治内外障眼。

蝉蜕炒　蛇蜕炒　枳实　防风　猪前爪烧，存性　刺猬皮麸炒，去麸　苍术泔水浸，炒干　草决明各一两　蚕蜕半两

上为细末，炼蜜为丸，如梧桐子大，每服二十丸，茶清送下，一日二服。无论气秉强弱，针则元气必泄，泄则宜参、芪以补气，地黄、阿胶以养血。气血足，目自明。徒用五退为退医②良方，谬矣。

日精月华光明膏　能开一切内障，善治翳膜遮睛，及攀睛胬肉，不日扫除。无问年久日深，或一目两目俱患，但能见人影者，悉皆治之，如云开见日。

黄连四两，研末　当归一两　诃子一对，去核，研　石决明二两，研极细　石膏一两半，研，用腊八水或雪水浸三日　大鹅梨二十枚，槌碎，用布扭去滓　猪胰二具，草挟扭去筋膜　炉甘石四两，火烧，童子小便淬，烧五次　黄丹四两，炒，研细　马牙硝飞，二钱半　铜绿研　真胆矾研　硼砂另研。各一钱半　没药四钱，另研　乳香三钱，另研　天花粉半钱　防风一钱　轻粉一钱，另研　麝香半钱，另研　片脑半钱，另研

上先将黄连等五味浸三日，却用大砂锅一口，内药水，再添满七分，熬，重绵滤过。至四五碗，却入鹅梨、猪胰，再熬至三碗，再滤过，再下锅入炉甘石、黄丹。再熬至二碗，又滤过，却下马牙硝等八味，以槐入脑、麝、粉三味，搅匀。以油纸蜜封，勿令水入，放冷水内浸三日，取出。每用以铜箸点眼，良。

---

① 薄茶：即清茶。
② 医：据文义，恐是"翳"字之误。

卷之四

八七

抑阳酒连散 治神水紧小，渐如菜子许，及神水外围相类虫蚀者，然皆能睹物不昏，微有眊矂①羞涩之证。

生地黄　独活　黄檗　防风　知母　防己各三分　蔓荆子前胡　羌活　生甘草　白芷各四分　黄芩酒制　栀子　寒水石黄连酒制。各五分

水二盏，煎至一盏，去滓，大热。

上方抑阳缓阴之药也。以生地黄补肾水真阴为君，独活、黄檗、知母俱益肾水为臣，蔓荆子、羌活、防风、白芷群队升阳之药为佐者。谓既抑之，令其分而更不相犯也。生甘草、黄芩、栀子、寒水石、防己、黄连，寒而不走之药，为使者。惟欲抑之，不欲祛除也。酒制者，为引导也。瞳子椒小，肾水枯竭，必肉食以滋精，静养绝欲，以固本可也。徒事药，终无益也。

神水将枯泻胆散 治瞳仁干缺内障。

玄参　黄芩　地骨皮　麦门冬　知母各一两　黄芪　茺蔚子各二两半

每服五钱，水一盏，煎五分去滓，食后温服。

双目睛通牛黄膏 治小儿通睛。

牛黄一钱　犀角二钱　甘草一分二厘　金银箔各五片

上为末，炼蜜丸绿豆大，每服七丸，薄荷汤下。

倒睫拳毛黄芪防风饮子 治眼棱紧急，以致倒睫拳毛，损精生翳，及上下睑皆赤烂，羞涩难开，眵泪稠粘。

蔓荆子　黄芩各半钱　炙甘草　黄芪　防风各一钱　葛根一钱半　细辛二分

---

① 眊矂（màosào 冒臊）：指干涩少津、昏昧不适之候。

一方有人参一钱，当归七分半。水二盏，煎至一盏，去滓，大热服。一方只葛根、防风、蔓荆子、细辛、甘草，余药不用，名神效明目汤。

上方以蔓荆子、细辛为君，除手太阳、手少阴之邪。肝为二经之母，子平母安，此实则泻其子也。以甘草、葛根为臣，治足太阴、足阳明之弱。肺为二经之子，母薄子单，此虚则补其母也。黄芪实皮毛，防风散滞气，用之以为佐。黄芩疗湿热，去目中赤肿，为之使也。如眼皮宽松，以竹夹夹起，丝紧系之，徐用艾灸、竹夹上三壮。一则易发，一则除根。徒服药不夹不可，徒夹不服药又不可，用此法忌食生姜。

青黛散　治眼倒睫神效。

枣树上黄直棘针①　刺猬皮炒焦　白芷　青黛等分

上为细末，口噙水，左眼倒睫，左鼻内嚼之，右眼倒睫，右鼻内嚼之。

止泪散　治风眼流泪不止。

炉甘石一钱　海螵蛸三分　片脑五厘

上研细，点眼大眦，头目并口泪自收。二药燥，要加脑和则不涩也。

目疮疣消毒散　治睑生风粒。

大黄　荆芥　牛蒡子　甘草各等分

上水煎，食后温服。

漏睛五花丸　治漏睛脓出，目停风热在胞中，结聚浓汁，和泪相杂，常流涎水，久而不治，至乌珠堕落者。

金沸草四两　巴戟三两　川椒皮　枸杞子　白菊花各二两

---

① 针：原误作"斜"，据《证治准绳·青黛散》改。

上末，炼蜜丸梧桐子大，每服二十丸，空心，盐酒下。

治眼浓①漏不止

黄耆　防风　大黄　黄芩各三两　人参　远志去心　地骨皮　赤茯苓　蒲芦各二两

上每服五钱，水煎，食后服。

竹叶泻经汤　治眼目瘾涩，稍觉眊矂，视物微昏，内眦开窍如针，目痛，按之浸浸②脓出。

柴胡　栀子　羌活　升麻　炙甘草　黄连　大黄各五分　赤芍药　草决明　茯苓　车前子　泽泻各四分　黄芩六分　青竹叶一十片

作一服，水二盏，煎至一盏，食后稍热服。上方，逆攻者也。先以行足厥阴肝、足太阳膀胱之药为君，柴胡、羌活是也。二经生意，皆总于脾胃，以调足太阴、足阳明之药为臣，升麻、甘草是也。肝经多血，以通顺血脉，除肝邪之药，膀胱经多湿，以利小便、除膀胱湿之药为佐，赤芍药、草决明、泽泻、茯苓、车前子是也。总破其积热者，必攻必开，必利必③除之药为使，栀子、黄芩、黄连、大黄、竹叶是也。

上④方以熟地黄补肾水为君，黑睛为肾之子，此虚则补其母也。以当归补血，为目为血所养，今伤则血病。赤芍药补血又补气，为血病气亦病也，为臣。川芎治血虚头痛，藁本通血去头风，为佐。前胡、防风通疗风邪，俾不凝留，为使。兼治亡血过多之病。伤于眉骨者，病自目系而下，以其手少阴有隙

---

① 浓：通"脓"。

② 浸浸：渐渐。

③ 必：原误作"心"，据《原机启微》改。

④ 上：据文义，此字之前，原书似脱方药名。

银海精微补

九〇

也，加黄连疗之。伤于颐者，病自抵过而上。伤于耳者，病自锐眦而入，以其手太阳有隙也，加柴胡疗之。伤于额交颠耳上角及脑者，病自内眦而出，以其足太阳有隙也，加苍术疗之。伤于耳后、耳角、耳前者，病自客主人斜下。伤于颊者，病自锐眦而入，以其足少阳有隙也，加龙胆草疗之。伤于额角及巅者，病自目系而下，以其足厥阴有隙也，加五味子疗之。凡伤甚者，从权倍加大黄，泻其败血。眵多泪多，羞涩赤肿者，加黄芩疗之。

加减地黄丸　治目为物伤。

生地黄酒炒　熟地黄各半斤　牛膝　当归各三两　枳壳二两杏仁去皮　羌活　防风各一两。一本各等分

上为细末，炼蜜丸如桐子大。每服三十丸，空心，食前温酒送下，淡盐汤亦可。上方以地黄补肾水真阴，为君。夫肾水不足者，相火必盛，故生熟地黄退相火也。牛膝逐败血，当归益新血，为臣。麸炒枳壳和胃气，谓胃为多血生血之所，是补其原。杏仁润燥，谓血少生燥，为佐。羌活、防风俱升发清利，大除风邪，为使①。七情五贼，饥饱劳役之病睛痛者，与当归养荣汤兼服。伤寒愈后之病，及血少血虚血亡之病所宜服也。

一绿散　治打扑伤损眼胞，赤肿疼痛。

芙蓉叶　生地黄各等分

上捣烂敷眼胞上，或为末，以鸡子清调匀敷。

伤寒愈后之病，人参补阳汤，治伤寒余邪不散，上走空窍，其病瘾涩赤胀，生翳羞明，头脑骨痛。

羌活　独活各六分　白芍药　生地黄　泽泻各三分　人参

---

① 使：原脱，据文义和《原机启微》卷下补。

白术　茯苓　黄耆　当归　炙甘草　熟地黄酒洗，焙。各四分　柴胡　防风各五分

作一服，水二盏，煎至一盏，去渣，热服。

上方分利阴阳，升降上下之药也。羌活、独活为君者，导阳之升也。茯苓、泽泻为臣者，导阴之降也。人参、白术大补脾胃，内盛则邪自不容，黄芪、防风大实皮毛，外蜜①则邪自不入，为之佐也。当归、熟地黄俱生血，为目得血而能视，生地黄补肾水，谓神水属肾，白芍药理气，柴胡行经，甘草和百药，为之使也。

消毒化癍汤　治小儿癍疹未满二十一日而目疾作者，余治与羚羊角散同。

羌活　升麻　防风　麻黄各五分　黄连　当归　酒黄檗　连翘各三分　藁本　酒黄芩　生地黄　苍术泔浸，炒　川芎　柴胡各二分　细辛　生甘草　白术　陈皮　苏木　葛根各一分　吴茱萸　红花各半分

作一服，水二盏，煎至一盏，去滓，稍热服。

上方功非止于目，盖专于癍者而置也。今以治癍之剂治目者，以其毒尚炽盛，又傍害于目也。夫癍疹之发，初则膀胱壬水克小肠丙火，羌活、藁本乃治足太阳之药。次则肾经癸水又克火心，细辛主少阴之药，故为君。终则二火炽盛，反制寒水，故用黄芩、黄连、黄檗以疗二火。酒制者，反治也。生地黄益寒水，故为臣。麻黄、防风、川芎升发阳气，祛诸风邪，葛根、柴胡解利邪毒，升麻散诸郁结，白术、苍术除湿和胃，生甘草大退诸热，故为佐。气不得上下，吴茱萸、陈皮通之；血不得

---

① 蜜：通"密"，闭藏；封闭。

流行，苏木、红花顺之；当归愈恶疮，连翘除客热，故为使。此方君臣佐使，逆从反正，用药治法俱备，通造化明药性者能知也。如未见瘢疹之前，小儿耳尖冷，呵欠，睡中惊，喷嚏，眼涩，知其必出瘢者，急以此药投之。甚者则稀，稀者立已，已后无二出之患。

蛇皮散 治小儿痘疮入眼成翳。

蛇皮炙黄　天花粉各等分

上为末，三岁一钱，掺入羊肝内，米泔水煮食之。又方，蝉蜕为末，羊肝汤调下。

谷精散 治瘢疮翳膜眼。

谷精草　猪蹄蜕炒　绿豆皮　蝉蜕各等分

上为末，每服三钱，食后米泔调下。

鳝血方 治痘疮入眼生翳膜。

鳝鱼①系其尾，倒垂之，从项下割②破些少，取生血点之于翳上，白鳝鱼尤佳。若翳已凝，即用南硼砂末，以灯心蘸点翳上。仍用威灵仙、仙灵脾洗晒等分，为末，每一钱，米泔水调服。

阴丹 治翳膜遮睛，血灌瞳仁，拳毛胬肉，烂弦风眼诸般眼疾，大效如神。

炉甘石一两　铜青一钱九分　硇砂六分二厘半　没药二分　青盐三分七厘半　乳香三分七厘半　熊胆一分二厘半　蜜陀僧二分半

以上八味，用黄连五钱、龙胆草二钱半煎汁，滤净，将前药和一处，入汁砺细嫩晒干，再砺极细用之。

---

① 鱼：原误作"血"，据《证治准绳·类方》改。
② 割：原误作"各"，据《证治准绳·类方》改。

白丁香　海螵蛸　白矾生　轻粉各一分七厘半　硼砂二分半

雄黄　牙硝　黄丹　血竭　朱砂各一分二厘半　铅白霜　粉霜

鹰条　胆矾各七厘半

一方有黄连六分二厘，胡连、脑荷、细辛、姜粉、草乌各一分二厘半。按，以上六味并无去翳之功，不用更妙，恐有碍眼作痛，害眼之祸也。

一方有石蟹、贝齿、玄明粉、珍珠、琥珀，各二分。按，以上五味或多或少，皆可增入，以有磨翳消膜之功，不可缺也。

上方另制细末，依方称合和匀，砺令无声至千万余下，磁器收贮听用。如有翳膜，配合阳丹一丸[1]、二八、三七、四六等丹点眼，大效如神。

开明膏　治眼目昏花，视物不明，或生云翳白膜，内外障眼，风赤冷泪，一切眼疾。

黄丹二两　青盐五钱　海螵蛸飞　朱砂　硼砂各一钱半　诃子二枚，去核，研末　冬蜜四两，熬一大沸去沫，取净者　槐柳枝各四十九条

上将蜜炼沸滤过，磁器盛放汤瓶口上，入甘石、黄丹、诃子蒸熬紫色，重汤顿成膏。槐柳枝一顺搅不住手，氐换搅令条尽，滴水中不散为度。再入滤净，入后膏和剂。

黄连研末，三两，罗过细　槐柳枝五钱

上入水二大碗，滤去滓，以净汁再熬，稀稠得所，入蜜药和匀，磁器盛顿汤瓶口上，重汤成膏，放在地上数日出火毒。次入前药末，搅匀点眼。昔人曾以此药救人，大效。

散血膏　治赤肿不能开，睛痛[2]，热泪如雨。

---

①　丸：《证治准绳·阴丹》作"九"，义长。

②　痛：原脱，据《证治准绳·外治方》补。

紫荆皮　白芷　大黄　姜黄　南星　大柏皮　赤小豆　寒水石

上为细末，生地黄汁调成膏，敷眼四围。

又方，用生田螺肉、生地黄同真黄土①研烂，贴太阳穴。

又方，用黄丹，蜂蜜调贴太阳穴，立效。

又方，用南星、地黄、赤小豆研烂，贴太阳穴。

柴胡复生汤　治红赤羞明，泪多眵少，脑颠沉重，睛珠痛应太阳，眼睫无力，常欲垂闭，不敢久视，久视则酸疼。翳陷下，所陷者或圆或方，或长或短，如缕如锥如凿。

柴胡六分　苍术　茯苓　黄芩各半钱　薄荷　桔梗　炙甘草　白芍药各四分　羌活　独活　藁本　蔓荆子　川芎　白芷各三分半　五味子二十粒

水二盏，煎至一盏，去滓，食后热服。

上方以藁本、蔓荆为君，升发阳气也。川芎、白芍、羌活、独活、白芷、柴胡为臣，和血补血，疗风，行厥阴经②。桔梗、苍术、茯苓、黄芩为使，为清利除热去湿，分上下，实脾胃二土，疗目中赤肿也。此病起自七情五贼，劳役饥饱，故使生翳下陷，不能上升。今主以群队升发，辅以和血补血，导入本经，助以相协收敛，用以清利除热，实脾胃也。睛珠痛甚者，当归养荣汤主之。

当归养荣汤　治睛珠痛甚不可忍，余治同上。

白芍药　熟地黄　当归　川芎各一钱　羌活　防风　白芷各七分半

上煎服法同上。

---

① 土：原误作"上"，据《证治准绳·类方》改。
② 经：原脱，据《原机启微·柴胡复生汤》补。

上方以七情五贼，劳役饥饱，重伤脾胃。脾胃者，多血多气之所，脾胃受伤，则血亦病。血养睛，睛珠属肾。令生翳已不升发，又复血虚不能养睛，故睛痛甚不可忍。以防风升发生翳，白芷解利，引入胃经，为君。白芍药止痛，益气通血，承接上下，为臣。熟地黄补肾水真阴，为佐。当归、川芎行血补血，羌活除风，引入少阴经，为使。血为邪胜，睛珠痛者，及亡血过多之病，俱宜服也。服此药后，睛痛虽除，眼睫无力，常欲垂闭不减者，助阳活①血汤主之。

决明益阴丸 治畏日恶火，沙涩难开，眵泪俱多，久病不痊者，并皆治之。余治同上。

羌活 独活 归尾酒制 五味子 甘草炙 防风各五钱 石决明煅，三钱 黄芩 草决明 黄连酒制 黄檗 知母各一两

上为末，炼蜜丸，桐子大。每服五十丸，加至百丸。归尾行血，五味收敛，为臣。石决明明目磨障，草决明益肾疗盲，防风散滞祛风，黄芩去目中赤肿，为佐。甘草协和诸药，黄檗助肾水，知母泻相火，为使。此盖益水抑火之圣药也。内急外弛之病，并皆治之。

还阴救苦汤 治目久病，白睛微变青色，黑睛稍带白色，黑白之间赤环如带，谓之抱轮红，视物不明，昏如雾露中，睛白高低不平，其色如死，甚不光泽，口干舌苦，眵多羞涩，上焦应有热邪。

升麻 苍术 桔梗 甘草炙 柴胡 防风 羌活各半两 细辛二钱 藁本四钱 川芎一两 红花一钱 当归尾七钱 黄连 黄芩 黄檗 知母 连翘 生地黄各半两 龙胆草三钱

---

① 活：原脱，据《原机启微》卷下补。

每服七钱，水二盏，煎至一盏，去滓，热服。

上方以升麻、苍术、甘草诸主元气为君，为损者温之也。以柴胡、防风、羌活、细辛、藁本诸升阳化滞为臣，为结者散之也。以川芎、桔梗、红花、当归尾诸补行血脉为佐，为留者行之也。以黄连、黄芩、黄檗、知母、连翘、生地黄、龙胆草诸去除热邪为使、为客者除之也。奇经客邪之病，强阳抟实阴之病，服此亦具验。

黄连炉甘石散　治眼眶破烂，畏日羞明，眵多眊矂，赤脉贯睛，脏腑秘结者。

炉甘石一斤　黄连四两　龙脑量入

先以炉甘石置巨火中煅，通红为度。另以黄连用水一盏，磁器盛贮，纳黄连于水内，却以通红炉甘石淬七次，就以所贮磁器置日中晒干，然后同黄连研为细末。欲用时，以一二两再研极细，旋量入龙脑，每用少许，井花水调如稠糊，临睡以筋头蘸傅破烂处，不破烂者，点眼内眦、锐眦尤佳。不宜使入眼内。

上方以炉甘石收湿除烂为君，黄连苦寒为佐，龙脑去热毒为使。诸目病者俱可用，病宜者治，不宜者无害也。奇经客邪之病，量加朴硝泡汤，滴眼瘀肉黄赤脂上。

拨阴①退翳丸　治阳跻受邪，内眦即生赤脉缕，缕根生瘀肉，瘀肉生黄赤脂，脂横侵黑睛，渐蚀神水，锐眦亦然，俗名攀睛。

蔓荆子　木贼去节　密蒙花各二两　川芎　白蒺藜去刺　当归各一两半　菊花　荆芥穗　地骨皮各一两　川椒皮七钱　天花粉六钱

① 阴：《原机启微》卷下作"云"。

薄荷叶　楮桃仁　黄连　蝉蜕各半两　蛇蜕炙　甘草炙。各三钱

为细末，炼蜜成剂，每两作八丸，每服一丸，食后临卧细嚼，茶清下。

上方为奇经客邪而作也。《八十一难经》曰：阳跻脉者，起于跟中，循外踝上行入风池。风池者，脑户也。故以川芎治风入脑，以菊花治四肢游风，一疗其上，一平其下，为君。蔓荆子除手太阴之邪，蝉蜕、蛇蜕、木贼草、密蒙花除郁，为臣。薄荷叶、荆芥穗、白蒺藜诸疗风者清其上也，楮桃仁、地骨皮诸通小便者利其下也，为佐。黄连除胃中热，天花粉除肠中热，甘草和协百药，川椒皮利五脏明目，诸气①所病处血亦病，故复以当归和血，为使也。楮桃仁，即楮实子也。

消翳复明膏　治症同上。

黄丹水飞，四两　诃子八个，去核取末　海螵蛸三钱，取末　青盐另研，一两　白蜜一斤

先将蜜熬数沸，净纸搭去蜡面②，却下黄丹，用棍搅匀，旋下余药，将至紫色取出。

黄连十两　龙胆草二两　木贼一两　蕤仁半两　杏仁七十五粒，去皮尖

通入磁器内，水一斗浸之，春秋五日，夏三日，冬十日，入锅内，文武火熬至小半升，滤去渣，重汤顿成膏子。却将前药熬之，搅成紫色，入龙脑一钱。每用少许点上，药干，净水化③开用。

上方以黄连为君，为疗邪热也。蕤仁、杏仁、龙胆草为臣，

---

① 气：原脱，据《原机启微》卷下补。
② 面：原误作"而"，据《原机启微》卷下改。
③ 化：原脱，据《原机启微》卷下补。

为除赤痛，润烦躁，解热毒也。黄丹、青盐、龙脑、白蜜为佐，为收湿烂，益肾气，疗赤肿，和百药也。诃子、海螵蛸、木贼草为使。为涩取化，消障磨翳也。

李澄中①跋

　　昌黎代张籍与李浙东，谓其盲于目，不盲于心②。今之盲于心者众矣，要皆由于盲目。始竟陵公③惧天下之率而盲也，于是折衷诸家之言而寿之梓，意不使天下尽视见垣一方人④不止。后之人有去其所蔽，不盲于目而因以不盲于心者，不可谓非此书之助也。昔黄鲁直有言：治目如曹参之治齐。若然，则公之于安东，亦可想其迎刃而解矣。

　　　　　　　　　　同学弟李澄中识于超然台下之怡堂

---

　　① 李澄中：原无，为校点者所加，下文"丁泰跋"中的"丁泰"、"杨蕃跋"中的"杨蕃"亦同。
　　② 盲于目不盲于心：语出唐韩愈《代张籍与李浙东书》："当今盲于心者皆是，若籍自谓独盲于目尔。"
　　③ 竟陵公：即景陵公。赵双璧为景陵人。景陵古称竟陵。
　　④ 视见垣一方人：看见矮墙另一边的人，比喻极高明的诊病能力。语出《史记·扁鹊列传》："扁鹊以其言饮药三十日，视见垣一方人。"

丁泰跋

补者何？助不逮也。郦道元之于《水经》、刘孝标之于《世说》注也，皆补也。书必补而后精义始备也。公瑶氏挟奇术走长安道上，夺盲之目而俾之见盛世光华。无论当世，即左丘、张籍及近代唐汝询辈，皆应感泣地下，有不得与此人同时之恨。又恐世人不得金针法，乃取故方而参以己意，如秦越人饮上池水三十日，视见垣一方人，公瑶神解，殆所谓天授与①！书成，觉纸上双眸炯炯射人，胜空青②万斛远矣。

上康熙十三年甲寅仲春
海曲年家弟丁泰拜书

---

① 与：同"欤"。
② 空青：孔雀石的一种，又名杨梅青，产于川、赣等地。随铜矿生成，球形、中空，翠绿色，可作绘画颜料，亦可入药。主治眼疾。

杨蕃跋

目之与形，吾不知其异也，而盲者乃不能见，非自盲也，"五色令人目盲①"，可以悟矣。竟陵公起而忧之，镵石所到，天下咸以目视目焉。虽自成一家言，可也。乃取古帙补之。因知越人非常人，长桑君亦非常人，公亦自有成功，特借禁方书为名耳。是非游心于六合之内，复游于六合之外，安能使世之病瞽者，若乘日车而游襄野耶②。视远惟明③，其治滨海也，亦若此而已矣。

年家弟杨蕃题于淇园之斯堂

---

① 五色令人目盲：语出《老子》第12章。

② 是非……游襄野耶：语本《庄子·徐无鬼》。文曰："予少而自游于六合之内，予适有瞀病，有长者教予曰：'若乘日之车而游于襄城之野。'今予病之痊，予又且复游于六合之外。夫为天下亦若此而已。予又奚事焉！"

③ 视远惟明：语出《尚书·太甲中》："视远惟明，听德惟聪。"

校注后记

《银海精微补》为清初重要眼科专著之一，但自刊刻以后，甚少有人称引。直至20世纪90年代，学界开始对该书有所关注，一方面学者对书籍版本、内容、馆藏等信息进行介绍，另一方面2005年中医古籍出版社亦将此书纳入《中医古籍珍本大全》中加以影印出版。这些努力，对《银海精微补》的流布具有一定的促进作用。盖因书籍年代久远，古今有别，加之未有相关整理本问世，致使该书传播的范围和价值的利用受到一定程度的影响。有鉴于此，我们选择《银海精微补》作为整理对象。爰就这部作品的点校整理，举其要者，说明如下。

一、作者的籍贯和履历

赵双璧，字公瑶，世人尊称其为景陵公。据《中医古籍珍本提要》记载，赵双璧为"清代景陵人，今湖北天门县人"，知景陵是赵双璧的家乡。景陵在历史上的沿革，及其后来为何变更为"天门县"，未有交待。

事实上，"景陵"这一行政区域名，在中国历史发展过程中经历多次变革。战国时属楚地，称竟陵邑，以"陵之竟也"得名。秦取竟陵邑，改置竟陵县，隋唐因之。据《湖广通志》卷三"天门县"条记载，五代后晋，因避晋高祖石敬瑭名讳（"敬"与"竟"音同），改"竟陵"为"景陵"。名称变更的具体时间，《湖广通志》没有说明；《太平寰宇记》卷一四四"土产"条，记载竟陵县于"晋天福初，改为景陵县"，但具体为后晋天福的哪一年，仍没有交待清楚。笔者在《钦定续通

校注后记 一〇三

典》卷一二三"州郡"条中找到答案。该书称"复州"于"天福五年升为防御，改竟陵县为景陵"。这一记载不仅明确了更改景陵的具体时间是五代后晋天福五年（940），而且指出景陵县在五代属湖北复州辖地。《太平寰宇记》所载"晋天福初"亦有误，因为按照文例，"初"常指元年，或最初一二年。已是"五年"，自然不能再称"初"。至清朝，"景陵县"的名称再次被更改。《湖广通志》卷三"天门县"条载，景陵"皇清属安陆府，雍正四年改为天门县"。《钦定大清会典则例》卷三一亦载，"雍正四年，改景陵县为天门县"。《清史稿》对此也有论述。因县境西北有天门山，故称。清雍正四年（1726）为何改名，前二者都未说明，而《大清一统志》中则有所交待，即"雍正四年，以名同圣祖陵，改为天门县"。据此知，原来是为避康熙墓名（景陵）讳而改称。从此之后，"天门县"取代"景陵县"之名，一直沿用至今，其地即今湖北省之天门县。

因赵双璧籍贯为景陵，故李澄中、杨蕃分别为《银海精微补》撰写跋文时，皆尊称赵氏为"竟陵公"，乃是呼"景陵"之古称，以示古雅尊敬。

作为清初医家，赵氏对眼目一科尤为留意。在勤求古训、博览群书过程中，赵氏注意到部分眼科典籍（如《银海精微》）在流布过程中存在不少问题。有鉴于此，赵氏详述诸家之奥论，旁引历代之精方，广采群书类集之而成《银海精微补》。

赵氏不仅掌握系统的眼科理论，撰写重要的眼科著作，而且进行了卓越的临床实践，以其精湛的医术治疗目疾，拯济苍生于危困之中，多有神效，大为时人所称赞。王麟胤在《银海精微补》序文中说："余尝目睹者三：一为沂州大姓，二为日照平民，俱双瞽或三十年，或三四年、六七年不等，皆令顷刻复明。针法之妙，诚不可思议。"丁泰为该书作跋时，亦说："公瑶氏挟奇术走长安道上，夺盲之目而俾之见盛世光华。"

除医者身份之外，赵氏兼有仕宦经历。清代《景陵县志》卷十一记载赵双璧"由京卫籍中癸卯科乡试、甲辰科会试"，知赵氏曾参加武举考试，分别为清康熙二年（1663）"癸卯科"乡试和康熙三年（1664）"甲辰科"会试，而且都顺利通过科考。之后参加由朝廷举行的殿试，位居三甲，荣列武探花。根据清朝律令，武举考试获前三甲者，会分别授予相应的资历称谓。具体而言，"第一甲赐武进士及第，第二甲赐武进士出身，第三甲赐同武进士出身"。赵公瑶撰写《安东卫志》序文末尾落款题"上康熙十二年上浣日，赐同武进士出身、安东卫掌印、守备，景陵赵双璧谨叙于公署之尚论堂"。由此可知，赵氏在武举考试中名列第三，授"守备"之职，兼掌印。至于赵氏何年到安东卫赴任，《日照县志》卷五之《秩官志》附安东卫守备名单，其中记载"赵双璧，景陵武进士，康熙九年任。"《安东卫志》卷三亦载赵双璧于康熙九年（1670）由兵部除授"安东卫守备"之职兼掌印。

此外，赵双璧生卒的具体时间，文献虽无明确记载，但根据各类文献语料可作大致推断。《景陵县志》载其于康熙二年和三年参加武举考试，可推知其生于明末或清顺治初期，卒于康熙年间。

二、《银海精微补》版本的考辨

《银海精微补》作为清初重要眼科专著之一，自刊刻以后，到20世纪90年代以前，学界的介绍并不多。直至90年代以后，一些学者才开始关注。但在版本方面，学界还存在分歧，一是以"朝鲜安东衙刻本"为现存版本，如《中医古籍珍本提要》《中国医籍大辞典》和《中国医籍通考》；二是以"奉天府安东卫刻本"为现存版本，此论点持有者为孟庆云先生。

为了弄清事实，笔者根据《中国医籍大辞典》等工具书提供的线索，对中国中医科学院图书馆所藏之《银海精微补》进行复核比勘，发现该书书名页左下处清楚刻题"安东卫藏板"，且每卷之首皆列安东卫校订者姓名，如"安东卫胡植纲常修、赵自修琢侯"，可知此书当为安东卫刻本。持"安东衙刻本"者，恐是将"卫"字繁体"衛"辨识作"衙"而致误。

另外，据安东卫的建置沿革及其所置职官，亦可钩稽出一些证据。

明朝建国之后，沿海各地屡遭倭寇窜扰侵犯。为防倭寇和守卫领土，开始在沿海地区置兵设卫，安东卫也得以在明代洪武年间建置，治所为山东日照县。《山东通志》载："安东卫，在日照县南九十里，洪武间建。"明弘治三年（1490）始分置安东卫，隶青州。清朝时，安东卫所辖分别归属于日照和诸城二县，但二者仍属青州府。后青州府虽并入沂州府，但安东卫的设置未变。《大清一统志》卷一三四中记载说："按青州府属旧有安东卫，一本从沂州府分置日照。旧青州后为沂属，而安东未经改归。本朝乾隆七年裁卫，以所辖村庄归入诸城、日照二县，但计其道里，究与日照为近，应将安东废卫列入沂州，附识于此。"又卷一四〇"安东废卫"条："在日照县南九十里，本汉海曲县地，晋以后为莒县地，金元时为日照县地。明弘治三年，始分置安东卫隶青州。本朝乾隆七年，裁其所辖田亩、村庄及入学额数，归并日照县及青州府属之诸城县，分派经管。"至顺治元年（1644），清政府迁都于北京，原有都城盛京成为"陪都"。清顺治十四年（1657）在盛京建置奉天府，取"奉天承运"之义。青州随之也被划入奉天府所辖范围之内，青州所属之安东卫也被列入奉天府的版图之中。

根据典籍的记载可知，安东卫始置于明朝洪武年间，治所为日照（属沂州），后又增加诸城（属青州）。至清朝顺治十四年后，改属奉天府。无论是沂、青二州，还是奉天府，都是中国领土，并非朝鲜所属。

经历司是明朝政府于各卫中设置的重要文职机构之一，由经历主管，清朝沿明制。《银海精微补》序文的作者王麟胤，曾降补为安东卫经历官。据《日照县志》卷八载，该书校订者李篁"由举人任安东卫教授"。

综上所述，《银海精微补》现存版本当是奉天府安东卫刻本。2005年，中医古籍出版社出版了《中医古籍珍本大全》，其中就包括《银海精微补》，它是对清康熙时期安东卫刻本进行的影印出版，当属同一版本。经文献考证及实地调研，中国中医科学院图书馆藏清朝奉天府安东卫刻本《银海精微补》，为国内现存的古代唯一版本。版本的具体信息，描述如下：

全书由书名页，序文、正文和跋组成，无目录页。书名页正中大字刻题"银海精微补"，右上为著者姓名"大清赵公瑶著"，左下刻藏版者"安东卫藏板"。左右双边，版框内有两条纵线交界格。序文、正文和跋皆左右双边，其中序文及文末之跋无界行，而正文版框内有7条交界格。每半页行数不等，少则2行，多则8行；行字亦不一，满行20字。其中跋一、跋二和正文为正书，序文和跋三为行书。版心中间有黑色单鱼尾，鱼尾之上刻有书名"银海精微补"，鱼尾之下为卷数及页码。书中有印章多枚，包括藏书章和撰者印章两类。如该书封面书名处印有"满州医科大学图书"之藏书章，序文首页有"中央卫生研究院馆藏"之藏书章，从这两枚藏书章，可以知晓此书原藏于满州医科大学，后调拨至中央卫生研究院图书馆，即今中国中医科学院图书馆。跋文二末尾有题跋者"丁泰"之印章。

安东卫刻本《银海精微补》由于年代久远，加之水汁浸蚀，存在少数文字泐蚀或漫漶现象，但版本品相总体完好。

另外，在调研中，发现学界对《银海精微补》刊刻时间的鉴定亦存在出入，如孟氏在《银海生花又新花——读〈银海精微补〉》一文中，认为"是书于康熙十二年（1673）由奉天府安东卫刊刻"。查阅原书，正文之前，有安东卫经历官王麟胤于康熙十二年所作之序。此外，《银海精微补》文末还有跋文三则，其中一则为丁泰于康熙十三年春撰写。由此可推知，此书刊刻时间最早应是康熙十二年（1673），刊毕于康熙十三年或稍后。另外，孟氏在该文中言"书前有本书详定者、安东卫经历官王璘胤书写的序文"。复核原书，序文作者题为"王麟胤"，非"王璘胤"。

三、《银海精微补》的学术价值

该书注重临床，论及多种眼目治疗方法，详述内外治方法的具体应用；同时亦不乏理论的总结与阐释。作者十分重视继承历代名家的学术见解与临床心得，并参以己意，补前哲未尽之意，未发之辞，阐论条理明晰，详而有要。值得一提的是，作者独具慧眼，对历代眼科相关方论予以精选论述，力求切于实用和简明扼要，便于学者习读和借鉴。

1. 立钩割针烙专论，对眼科手术颇多心得

外治方法是中医眼科的重要治疗手段，尤具中医眼科治疗特色，古代眼科手术方法由于难度和风险大，非有多年临床经验很难得心应手，故医家每每视为独得之秘，多秘而不宣。本

书列有长达1600余字的"钩割针烙说"专论,对"钩割针烙"四种眼科方法及其适应证、器具选择、术前准备、手术操作方法、注意事项、术后调理禁忌等内容,都进行了具体而细致周详的阐析,同时在卷二"五轮"中对针拨手法又有不少重要论述,不少内容属其独到心得,具有重要的学术价值。如"或剪去胬肉之后,以艾火熏热簪头烙剪割处,以绝后患,或烙烂眼弦,以除其湿"。就是对眼科烙法运用的重要经验,胬肉手术治疗的难点在于如何避免复发,作者较早注意及此,提出对手术剪割处进行烧灼处理以绝后患的经验是极其高明的方法,这一认识独具卓识,属古代眼科烙法中的创新之举。论中对于胬肉适应证和禁忌证的的选择亦非常明晰,如提出"凡欲剪除珠边胬肉红膜,必细看胬肉,厚如瓜子者,方可剪割……若鸡冠蚬肉,鱼子石榴,赤脉虬筋等证,未可轻割"。又如论及金针拨内障法时,特别强调下针时必清心凝神,对手术中关键处手法"金针透过瞳人亦不可太过,尤不可不及,惟透过一线者,方为得法也"。深得要领,可以说对金针只能通过黄仁与晶珠的一线空隙已有一定认识和心得,同时要求不拨散神光,不拨破金井,出针时必屏息定神,缓缓出之,已认识到乌珠内青涎(玻璃体)不应随出。同时提出"所以学长生者以养神为先,治目者以保光为本,用金针者必临针而惧,以不拨伤金井为妙,倘手重拨多误损,神光一失,难再得也"之告戒,从而避免并发症的发生,对我们了解清代针拨白内障手术方法和历史有重要的参考价值。全书论述的外治方法涉及点、搽、涂、贴、熏、洗、钩、针、烙等多种,这是在继承《审视瑶函》等前代医家有关中医眼科手术基础上较为重要的论述。

　　2. 按脏腑及徐氏十法分类列药,广集单验方作者特别赞赏彭用光对眼科用药的理论主张，认为："方以易简为便，常以一药治一病。获效殊速者，盖性味专精而不杂。若夫群队之药，非惟获效迟，且仓卒之际，虽富贵难于必备。况或有途次山居，偶患暴病，请医难至。孰若简易单品，易得之方药治之，则贵贱之为均便也"。赵氏本人也主张："方以简易名者，简则易从，易则易知之义也。易则见，无地不有其药材。简则无一物不可以供用，即金木水火土、飞潜动植之类，又无一不可以养生而攻疾病也。人之目疾不一，其患治法亦不一，其方大抵必滋阴降火为本。"故通过八廓所属脏腑进行药物分类，载治心、三焦、脾、胃、肺、膀胱、肝、胆、肾等脏腑用药200余种，详述眼科诸药的功效与用法，同时按徐之才十剂分列不同治法应用的药物，其所涉脏腑范围、药物的种类及数量等都较他书更为齐备。

卷四"简易便民方论"中列简便易行的单验方100余种，与前述用药简易的主张相呼应，其数量和品类均较丰富；同时载《原机启微》等前代名方数十首，形成全书名方与单方并举，方剂与单味药并重，内治外治针灸并行的风格。

赵氏结合自己的从医实践，在前贤眼论的基础上，"提宗阐幽，旁整正按"，探赜索隐，以利后学更为准确认识和应用眼科学术精髓。更为可贵的是，赵氏富于创新精神，特别注意对前贤思想的开拓发挥，书中多处标有"赵公瑶曰""公瑶曰"的内容主要为赵氏本人的学术主张，如前述"钩割针烙说""五轮""八廓"等见解，书中多有"前人发所未尽发之词"和"所尚未尽补"之论。

值得一提的是，书中引用彭用光、起凡先生、耀廷等医家眼论，他书罕见。对保存这些医家的学术思想，对中国古代眼科理论的整理与研究，都具有一定的文献参考价值。据王忠云先生考证〔江西中医杂志. 1992,(6)：16 - 17〕，彭用光，明代医家，庐陵（今江西吉安）人，约生活于明弘治末年至嘉靖年间。喜言太素脉，著有《体仁汇编》五卷（1549）、《潜溪续编伤寒蕴要》（又作《续伤寒蕴要全书》）、《简易便览眼目方》四卷等。本书有关内容当出于其《简易便览眼目方》。

总 书 目

I

本　草

鼎刻京板太医院校正分类青囊药性赋

方　书

医便

卫生编

袖珍方

内外验方

仁术便览

古方汇精

圣济总录

众妙仙方

李氏医鉴

医方丛话

医方约说

医方便览

乾坤生意

悬袖便方

救急易方

程氏释方

集古良方

摄生总论

辨症良方

卫生家宝方

寿世简便集

医方大成论

医方考绳愆

鸡峰普济方

饲鹤亭集方

临证经验方

思济堂方书

济世碎金方

揣摩有得集

亟斋急应奇方

乾坤生意秘韫

简易普济良方

名方类证医书大全

南北经验医方大成

新刊京本活人心法

临证综合

医级

医悟

丹台玉案

玉机辨症

古今医诗

本草权度

弄丸心法

医林绳墨

医学碎金

医学粹精

医宗备要

医宗宝镜

医宗撮精

医经小学

医垒元戎

医家四要

证治要义

松厓医径

济众新编

扁鹊心书

IV